TEST-
suttogás

A látás, a létezés és a
gyógyítás egy új módja

DR. DAIN HEER

Eredeti cím: *Body Whispering*
Copyright © 2021 Dr. Dain Heer
Access Consciousness Publishing
www.acpublishing.com

Testsuttogás
Szerzői jog © 2024 Dr. Dain Heer
ISBN: 978-1-63493-650-7
Ebook ISBN: 978-1-63493-651-4
Access Consciousness Publishing

Borítóterv: Audrey Denson
Borítókép: Alannah Avelin
Belső terv: Zoe Norvell

Angol nyelvről fordította: Zubreczki Anna

HÁLA

Azt gondolnád, te választottad, hogy elolvasod ezt a könyvet. Egészen biztos vagyok benne, hogy nem így volt. Nagy valószínűséggel egy sokkal potensebb dolog is részt vesz ebben: a TESTED. Te, barátom, csupán lehetőséget kaptál, hogy elkísérd őt erre az utazásra.

Nagyon hosszú időn át figyelmen kívül hagytuk a testeink éberségeit és kapacitásait. De ezek most ébredezni kezdenek.

A testeink hallják a Föld és a körülöttünk lévő világ hívását, és suttogásuk napról-napra hangosabb.

Ez a könyv a te meghívód arra, hogy testsuttogóvá válj (ahhoz, hogy megtudd, ez igazából mit jelent, el kell olvasnod a könyvet). Az út során mindent megteszek majd, hogy megmutassam neked, mire kezdtem el ébernek lenni sok évvel ezelőtt, amikor felimertem, hogy a testek beszélnek hozzám. Folyamatosan. Nagyon hangosan.

Számodra más lesz a hangjuk, mint nekem, de az alapok nem különböznek. A legelső lépés az, hogy elismerjük: igen, a testek igenis beszélnek – csak nem szavakkal.

Szeretném megköszönni a testemnek, hogy megmutatta nekem azt, ami valójában lehetséges, és ugyanakkor elnézést is szeretnék kérni tőle, hogy ennyi időbe telt elkezdenem hallgatni és figyelni rá.

Szeretném megköszönni minden egyes testnek, aki megtisztelt és abban a szerencsében részesített, hogy találkozhattam vele, dolgozhattam rajta, játszhattam vele és tanulhattam tőle az ezt megelőző több mint 20 év során. Igazság szerint mindenki, akivel valaha találkoztam, minden ölelés és minden kezelés, amit valaha ajándékoztam vagy befogadtam, hozzájárult ehhez a könyvhöz.

Végül szeretném megköszönni Gary Douglasnek. A vele való találkozás és a legelső kezelés azok közül, amiket ma *A létezés energetikai szintézisének* hívok, több mint 20 évvel ezelőtt megismertetett engem az igazi kapacitásokkal, amik számunkra és a testeink számára együtt elérhetőek.

Ezen invitálás nélkül a testem és én talán soha nem váltunk volna azon társ-teremtőkké, amik ma vagyunk.

Gary gyakran mondja, hogy mindent, amit valaha tanult, a lovaktól tanulta. Számomra minden lépés, melyet valaha a nagyszerűség felé tettem, egy suttogással kezdődött a testemtől.

Most van itt az idő számodra, hogy találkozz a testeddel? Úgy igazán?

Ajaj, kezdődik!

És a Föld (és az összes test, mely lakja) örvendezik.

—Dain

Tartalomjegyzék

BEVEZETŐ

Tedd fel a kezed,
ha testsuttogó vagy!

Ezt a kérdést szinte minden tanfolyam vagy workshop elején fel szoktam tenni, amit facilitálok. Néhány ember keze egyből a magasba emelkedik, mások némileg hezitálva mozdulnak. És néhányan egyáltalán nem jelentkeznek.

Mi a helyzet veled – testsuttogó vagy?

Csak nem azt mondta valami ott belül, hogy... igen?

Érdekes kérdés amúgy, hogy az ember mikor válik testsuttogóvá – vagy gyógyítóvá, vagy facilitátorrá – kihez melyik kifejezés áll közel. Akkor, amikor már saját praxisod van? Akkor, amikor fizetnek ezért? Akkor, amikor már sziklaszilárd, megingathatatlan bizonyítékod van arra, hogy meggyógyítottad, kikezelted vagy jobbá tetted valaki életét?

Vagy akkor válsz testsuttogóvá, amikor választod, hogy felismered: mindvégig az voltál? Mi van, ha ez az, amiért most itt vagy, ezt a könyvet olvasva?

Hadd kezdjem azzal, hogy akkor most már a megfelelő módon köszöntelek...

Szia, köszöntelek, testsuttogó!

Üdv azoknak, akik könnyedén mondják ki ezt, és üdv azoknak is, akikben csak egy sejtés, egy szikrányi gondolat él arról, hogy van egy másfajta módja a létezésnek a saját testükkel és mások testével.

Üdv azoknak, akik ezt az utat már évek óta járják: az energiával dolgozó kezelőknek és facilitátoroknak, a masszőröknek, a reiki kezelőknek és akupunktőröknek; a sürgősségis orvosoknak, az ápolóknak, a tűzvonalban dolgozóknak.

Üdv mindannyiótoknak, akik arra vágytok, hogy változást hozzatok létre a saját világotokban és mások világában.

Nagyon hálás vagyok, hogy itt vagytok, még akkor is, ha szerintetek egyik csoportba sem tartoztok a fentiek közül.

Ez a könyv a szívemnek rendkívül kedves. Az elképzelések, a történetek, az eszközök és a technikák, amelyeket itt megosztok, a saját utazásomból születtek – és ahhoz kapcsolódnak –, mint változás-teremtő: egy 20 éve tartó, örömteli utazás, melynek során fenomenális változásokat facilitáltam és tapasztaltam meg a saját testemben és több százezer ember testében.

Amit itt megosztok, az egy teljesen más paradigma a gyógyításban, a változásban és az átalakulásban. A szépsége az, hogy az ebben a könyvben szereplő eszközök bármelyikét és mindegyikét használhatod együtt az eddig tanultakkal, és az általad preferált technikákkal, és csak gyorsítani és kiterjeszteni fogják a változást, amit teremthetsz.

Tudtad, hogy a változás elindítása az emberek testében lehet egyszerű, erőfeszítés nélküli, gördülékeny és... bulis?

Tudtad, hogy bele tudsz lépni a létezés egyfajta terébe – egy olyan térbe, ahol olyan éberségekre és felismerésekre teszel szert, amelyek egész világokat képesek megváltoztatni és teremteni? Amikor a saját szemeddel látod ezt a fajta változást, az mindennél csodálatosabb. Olyan magasságot tapasztal az ember, ami intenzív, alatta pedig béke áramlik: mivel pontosan azt teszed, aminek a megtételére idejöttél.

A létezésed tere egyedileg a tiéd. Megvan a kapacitásod arra, hogy gyógyító változást kínálj másoknak csupán azáltal, hogy a jelenlétedben vannak.

Ha olvasás közben (akár most is?) a könyvben lévő ötletek és elképzelések túl elvontnak vagy bonyolultnak tűnnek ahhoz, hogy felfogd vagy értelmezd őket, akkor tudd: ez rendben van. Nem kell mindenáron arra törekedned, hogy „megértsd". Olvass tovább, és élvezd az utazást. Engedd, hogy szép lassan összeálljon a kép. Vidd magaddal azt, ami működik neked, és hagyd ott, ami nem. Kísérletezz, játssz. Légy nyitott, és még az is lehet, hogy az életed és a praxisod képlékenyebbé, dinamikusabbá és örömtelibbé válik.

Nekem a következőképpen alakult.

Húsz évvel ezelőtt kiropraktőrként a világ egyik legjómódúbb és legszebb helyén éltem, és jegyben jártam egy nővel, aki tökéletesnek tűnt számomra. Papíron mindenem megvolt. A gyakorlatban viszont egy roncs voltam: boldogtalan és teljesen kapcsolatát vesztett azzal, aki valójában voltam, és amire igazán vágytam.

Annak ellenére, hogy már csak egy hajszál választott el attól, hogy megnyissam a második kiropraktőr stúdiómat, valahol mélyen tudtam, hogy nem teremtem azt a fajta változást, ami miatt eredetileg orvos lettem. Kudarcként láttam az életemet, és reményvesztett voltam – annyira reményét vesztett, hogy kitűztem a napot, amikor véget vetek az életemnek – hacsak gyökeresen meg nem változnak a dolgok. És megváltoztak: felfedeztem az Access Consciousness eszközeit, és beléptem az igazi kapacitásaimba, *önmagamként*. Nagyon sok mindent képes voltam elengedni, ami addig korlátozott – beleértve a párkapcsolatot is, ami oly tökéletesnek tűnt számomra, de messzebb nem is lehetett volna attól. A saját életem teremtőjeként felfedeztem az igazi potenciálomat, és mindez elkerülhetetlenül – nagy örömömre – megváltoztatta azt is, ahogyan más emberek testével dolgoztam.

Az Access Consciousness eszközeit használva nagyon rövid időn belül elkezdtem olyan csodákat látni, amiket a kiropraktőr praxisomban mindig is teremteni akartam. Gary Douglasszel, az Access alapítójával dolgozva kifejlesztettem egy modalitást A létezés energetikai szintézise (Energetic Synthesis of Being, röviden: ESB – a ford.) néven, melyet a mai napig használok, és tanítom, hogy mások is használhassák. Társteremtőjévé váltam az Access Consciousness mozgalomnak, és az életem minden szempontból megváltozott – a lehető legjobb irányba. Minden egyes nappal továbbra is a leghihetetlenebb módokon változik és alakul és bővül. Tehát teljesen komolyan mondom: az Access Consciousness eszközei nem csupán megváltoztatták az életemet – *megmentették* azt.

Ha megengeded nekik, az egész világodat megváltoztatva tudnak hatással lenni az életedre, és a praxisodra is.

Tudatában vagy annak, hogy egy új ösvényt taposol ki éppen?

Elképzelhető, hogy az ezeken az oldalakon található eszközök nem hasonlítanak majd semmihez, amivel idáig találkoztál. Olvasás közben lesznek ötletek és elképzelések, amik egyből megszólítanak, és azon kapod magad, hogy lelkesen bólogatsz, vagy akár még olyanokat is mondasz hangosan, hogy: „Igen, abszolút!" Azokat a dolgokat újra és újra olvasd el.

Lehetnek olyan elképzelések is, amelyeket majd górcső alá veszel, és azt mondod: „Aha, na persze!" *Azokat* a dolgokat is olvasd el újra. Miért? Mert esély van rá, hogy azon elképzelések között, amelyektől távolságot akarsz tartani, ajándék lapul. Egy gyöngyszem, egy éberség arról, amit megváltoztathatsz, hogy az életedet és a praxisodat minden eddiginél dinamikusabbá tedd.

Köszönöm, hogy hajlandó vagy valami más lenni és valami mást felfedezni. És amikor azt mondom, hogy más, akkor úgy értem, hogy *totálisan* más. Egy olyan térbe vezető ajtót nyitsz ki éppen, ami felé nagyon kevés ember hajlandó elindulni. A gyógyítás élhajósai közt vagy, olyan témákat boncolgatva, amelyekről nagyon kevés ember beszél a bolygón. Még!

Az utazásunkat veled kezdjük: azáltal, hogy egységközösséget fejlesztünk ki a saját testünkkel, és megértjük, hogy micsoda ajándék is ő. A testünk nem elszigetelten létezik. Ahogy nagyszerűbb kapcsolatot hozol létre magaddal és a testeddel, ugyanúgy nagyszerűbb kapcsolatot fogsz létrehozni más emberek testével is. Nincs helyes vagy helytelen módja annak, hogy testsuttogó legyél: ez valami olyan, ami már vagy. És most csak felfedjük azokat a helyeket, ahol nem tudtál még ekként létezni... eddig.

Próbára tesszük a hagyományos nézőpontokat az emberek gyógyításának mikéntjéről, és megvizsgáljuk azt is, hogy mi teremti a betegséget, a fájdalmat és a rossz közérzetet. Ránézünk a jelenlét, a káosz és a kérdések szerepére a gyógyításban. Felfedezzük az emberekkel való munka – és a tudatosság – mezsgyéit. Felfedezünk olyan lehetőségeket, amiket mások szokatlannak, másnak vagy akár furcsának neveznének. És ez részemről teljesen rendben van. Amikor az ember maga tapasztalja meg a változást, akkor azt veszi észre, hogy nem gond a furcsa sem.

Senki sem nagyszerűbb nálad. Nem látok olyan okot, ami miatt ne tudnád felfedezni a dolgokat, melyeket itt leírok, és még azon is túl, amire még nem vagyok éber. Ez egy csodálatos, közös erőfeszítés – tehát köszönöm, hogy csatlakozol hozzám. Nagyon izgatottan várom, hogy lássam a változást, amit *te* fogsz teremteni.

Kezdhetjük?

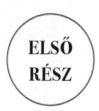

ELSŐ
RÉSZ

A LÁTÁS EGY

ÚJ MÓDJA

Mi lenne, ha azonnali kapcsolatod lehetne minden molekulával az univerzumban?

—

Mi van, ha létezik egy útmutató rendszer benned, ami, amint belelépsz, képes elkalauzolni téged a legnagyszerűbb választások felé az életedhez és élésedhez?

—

Itt az idő felfedezni a tudatosság elképzelését, és az ajándékozás, a befogadás és a nem-ítélkezés teréből élni?

—

Ez az első két fejezet képezi minden más alapját; csupán annyit kíván tőled, hogy nyitott szemmel és nyitott elmével olvasd.

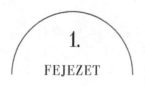

ENERGIA

Az elsődleges nyelved újratanulása

Kezdésként vegyük sorra röviden, hogy hányféle módon kommunikálunk egymással ezen a gyönyörű bolygón, amin jelenleg lakunk.

A kommunikáció milyen formái jutnak eszedbe? Hogyan mondjuk el egymásnak, hogy kik vagyunk, mire van szükségünk, merre tartunk vagy eddig hol jártunk?

A hangunkat használjuk a beszédre – személyesen, telefonban, néha videóhívásban.

Írunk – papírra vagy elektronikusan. Instant üzeneteket küldünk, online állapotot frissítünk, emaileket írunk. Ha hagyományos kedvünkben vagyunk, akkor tollal írunk levelet, vagy egy könyvet, ha valami nagyobb dolgot szeretnénk megosztani. Imádom a tényt, hogy ezt a könyvet jónéhány hónappal ezelőtt írtam, vagy akár évekkel ezelőtt, ha egy kicsivel később jutott el hozzád – és mégis itt vagy, és hallasz engem az időn át. Lehet, hogy ezeket a szavakat papíron olvasod, vagy képernyőn; még az is lehet, hogy a hangoskönyvet hallgatod.

Néhányunk rajzol, fest vagy zenél, hogy elmondja másoknak, kicsoda, és mi fontos számára.

Amikor személyesen találkozunk, akkor nemcsak a beszédet használjuk, hanem a testbeszédet is: meglepetésünkben elkerekedik a szemünk, forgatjuk, amikor frusztráltak vagyunk. Keresztbe tesszük a karunkat, amikor bizalmatlanok vagyunk, és a levegőbe lendítjük őket, amikor örülünk.

Elmondhatjuk, hogy a verbális, írott és fizikai kommunikációnk rendkívül kifinomult.

Mi van, ha a beszédnek, a társalgásnak, a kommunikációnak létezik egy másik módja is?

Mi van, ha sokkal több elérhető számunkra, mint eddig hittük?

És mi van, ha az ehhez való hozzáférés fenomenális módokon tudja megváltoztatni az életünket?

A tested elsődleges nyelve az energia, és ez a *te* elsődleges nyelved is

Jártál már úgy, hogy beléptél valahova, és egyből tudtad, hogy az ott lévő valaki mérges rád valamiért? Ez lehetett a párod, az anyád, a testvéred vagy a főnököd. Még mielőtt egy szót is szólt volna, vagy rád nézett volna, talán már abban a pillanatban, amikor a kezedet a kilincsre tetted, még mielőtt beléptél volna – tudtad, hogy neheztel rád valamiért, vagy valami nem tetszik neki.

Honnan tudtad? Onnan, hogy érzékelted, érezted, *tudtad* – és az illető energiája volt az, ami ezt a tudomásodra hozta.

Itt egy másik módja annak, ahogyan az energia beszél hozzánk. Van olyan ember az életedben, akivel nagyon egymásra vagytok hangolódva, aki nagyon ért téged, akinek elég csak egy sziát mondani a telefonba, és egyből tudja, hogy valami nehézség van épp az életedben? Lehet, hogy a szavaiddal azt kommunikálod, hogy minden rendben, de a barátod valami mást hall; az energiádat.

Ez gyors, azonnali, természetes... és ez az azonnali kapcsolat, ez a közös nyelv *mindennel* meglehet az univerzumban. Mindennel.

Beleértve, vagyis hát *legfőképp* – a testeddel. Csupán választás kérdése, hogy ráhangolódsz, és erősíted ezt a képességet, amelyről eddig mit sem sejtettél.

És ez veled kezdődik.

Nehéz vagy könnyű

Ha neked újdonság ily módon tekinteni az energiára, akkor első lépésként kezdd el észrevenni a saját energiádat. Amint elkezdesz éberré válni rá, nem is érted majd, hogy nem vetted eddig észre.

Hadd kérdezzek tőled valamit: összességében nézve, amikor valami jó érzés számodra, vagy izgatottság tölt el, megkönnyebbült vagy, illetve boldog, amikor béke van benned, az milyen érzés? *Nehéz vagy könnyű?*

Könnyű, ugye?

Amikor aggódsz valami miatt, félsz vagy szomorú vagy, amikor szorongsz: akkor az *nehéz vagy könnyű érzés?*

Ha jól sejtem, nehéz.

Akár úgy is nézheted, hogy amikor boldog vagy, akkor érzékeled, ahogy az energiád kiterjed? És amikor szomorú vagy, akkor érzékeled, ahogy az energiád összehúzódik, esetleg összesűrűsödik?

Arra akarok mindezzel kilyukadni, hogy onnan tudod, hogy valami helyes és megfelelő számodra, vagy még jobb megfogalmazás, ha úgy mondom, hogy valami *igaz számodra*, hogy annak kapcsán kiterjedtséget – könnyedséget – érzékelsz. Amikor valami nem helyes és megfelelő neked, vagy hazugság, akkor az összehúz – vagy nehéz.

A nehéz és könnyű érzete mindenkinek más, szóval nem tudom pontosan megmondani neked, hogy milyen érzés, de ki tudod tapasztalni, hogy neked milyen ez.

Néhány ember a könnyűt a kitörő örömhöz hasonlítja, vagy mint egy letörölhetetlen mosoly, vagy a növekedés és lehetőség érzése. A nehéznek lehet olyan érzése, mintha fáradt lennél, mint egy ólomsúly, vagy bezártság.

A nehéz vagy könnyű a te belső útmutató rendszered.

Kezdd el megismerni az útmutató rendszeredet azáltal, hogy megfigyeled. Figyeld meg, amikor valaki olyan társaságában vagy, akivel nem passzoltok. Figyeld meg, amikor valaki olyan társaságában vagy, akivel fesztelen tudsz lenni. Figyeld meg, amikor valami olyan dolgot készülsz épp csinálni, amit imádsz.

Figyeld meg, amikor valami olyan dolgot készülsz épp tenni, ami félelmet kelt benned – és ez lehet, hogy meglepő lesz. Az ember gyakran érezheti könnyűnek azt is, amikor valami ijesztő dolog megtételére készül. Miért? Mert az izgatottság és a félelem energetikailag jóformán ugyanolyan érzés. Ha könnyű érzete van, akkor szinte biztos lehetsz abban, hogy amit félelemnek gondolsz, az valójában izgatottság. Az energia világosan megmutatja!

Az javaslom, ne gondold túl a dolgot, csak kezdj el belelépni abba a hihetetlen belső éberségbe, ami természetes módon a tiéd.

TUDTAD...?

Az univerzumban minden molekula rendelkezik tudatossággal: minden növény, minden esőcsepp, minden szélfuvallat. Minden állat, minden fa, minden drágakő, minden szikla. Minden épület, minden autó, a gépek minden alkatrésze. Minden és mindenki.

Minden *test*.

Az én testem, a te tested, a testek, akikkel dolgozol, a testek, akiket ismersz: mindannyiuknak van tudatossága.

Ez a felfedezés nem újkeletű; Einstein is elismerte minden molekula és minden elem tudatosságát az univerzumban. És itt jön a lényeg: felismerte, hogy ezek a tudatos molekulák kommunikálnak egymással, *folyamatosan*.

És hogyan? Az elsődleges nyelveden. Azon a nyelven, ami kifinomultabb és azonnalibb a szavaknál: az energiával.

Lehetséges, hogy a tested már hosszú-hosszú ideje próbál kommunikálni veled?

És mi történne, ha tegyük fel, elkezdenél figyelni rá?

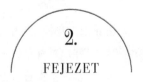

TUDATOSSÁG

A kulcs a változás teremtéséhez

A tudatosság fogalmát nehéznek tűnhet megérteni, miközben mégis könnyedén járatosak lehetünk benne.

Csak akkor válik bonyolulttá, ha megpróbáljuk megérteni! Túlságosan bevonódik az elme, ami jelentés és értelem után kutat. Az a helyzet az emberi elmével, hogy mérhetetlen igénye van arra, hogy az új elképzeléseket más olyan elképzelésekhez viszonyítsa, amiket már ért és ismer, hogy aztán az új elképzelést hozzá tudja adni ahhoz a dobozhoz, hogy: „Dolgok, amiket tökéletesen értek".

Lehet, hogy az én leírásom a tudatosságról nagyban különbözik attól, mint amihez eddig szoktál. Csupán olvasd nyitottsággal, és miközben olvasol, figyelj a belső iránymutatódra:

Figyeld meg, hogy az, amiről beszélek, új lehetőségeket nyit-e ki számodra, és hogy könnyű vagy nehéz érzettel tölt-e el.

A tudatosságban minden létezik, és semmi sincs megítélve

Tudatosnak lenni választás, nem pedig egy állapot, amit elér az ember, vagy egy szint, amire eljut. Már benned van, körülvesz, és elérhető számodra. Lehet, hogy egyszerűen azért nem tudtad eddig választani, mert nem tudtad, hogy ez is egy lehetőség.

Ez az egységről szól. Megengedésről mindennel, mindenkivel és minden választással kapcsolatban, és arról, hogy soha nem ítéled meg egyiküket sem.

A tudatosságban nincsen elkülönülés. Mindent befogadsz, a jót, a rosszat és a csúfot. Csak éppen nem kell ezeket ily módon kategorizálnod; a tudatosságban a jó és a rossz polaritása többé nem hajtóereje az életednek és az élésednek.

A tökéletes csapda

Az egyik mítosz ebben a valóságban az, hogy egy működő világ létrehozásához az ítélet szükségszerű. Azt tanultuk, hogy ítélkeznünk kell ahhoz, hogy jól csináljuk ezt a valóságot: ítélettel közelítünk meg mindent a kapcsolatoktól a munkáig, a kultúrát, a spiritualitást, az egészséget és a testeket. Legtöbben azzal a meggyőződéssel éljük az egész életünket, hogy rosszak és hibásak vagyunk, miközben kétségbeesetten próbáljuk jól csinálni, vagy meggyőzni magunkat, hogy jól csináljuk.

Ez a tökéletes csapdává válik.

Mi van, ha ezekből semmi sem valós vagy igaz? Mi van, ha az ítélet a létező egyik legnagyobb korlátozás? Mi van, ha minden alkalommal, amikor eldöntöd, hogy valami jó, rossz, helyes vagy helytelen, akkor korlátozod magadat, korlátozod azt a dolgot vagy személyt, akit megítélsz, korlátozod azt, amit befogadhatsz, és kisebbé teszed a világodat (és a világot)?

Néhányan úgy vélik, hogy a szabadsághoz vezető út az, hogy mindent és mindenkit jónak látunk. Értem az elképzelést; magam is sokáig ezt vallottam. Abból fakad, hogy megpróbálunk egy kedvesebb, gyengédebb, nagyszerűbb világot teremteni. De van egy nagy bökkenő ezzel: ahhoz, hogy mindent jónak lássunk, le kell kapcsolnunk az éberségünket mindenről, ami nem illik bele ebbe. És ez nagyon sok minden!

Másrészről a tudatosság mindent és mindenkit magába foglal; és semmit és senkit nem ítél meg. Ha igazán tudatos akarsz lenni, akkor hajlandónak kell lenned látni a jót, a rosszat és a csúfot, amit valaki – vagy te – jelenleg választ, illetve a mindenkiben meglévő kapacitást is, hogy valami mást válasszon. És mindezt nézőpontok vagy hátsó szándék nélkül.

Ha a tanáraink és a szüleink valóban meg akartak volna tanítani minket arra, hogy miként navigáljunk könnyebben a világban, akkor megkérdezhették volna tőlünk, hogy: *„Mire vagy itt éber? Mit fog teremteni, ha ezt választod?"*

Ily módon megtanulhattuk volna használni az éberségünket, hogy megteremtsük azt, amit szeretnénk – ahelyett, hogy az ítélkezést használtuk volna arra, hogy kikövetkeztessük, mit kerüljünk el.

A tisztító mondat: a változás gyorsítója

Készen állsz megismerkedni az egyik legfurcsább, legőrültebb és legdinamikusabb eszközzel az Access Consciousnessben?

Úgy hívjuk, hogy a **Tisztító mondat**, ami egyébként egy nagyon is prózai és lényegre törő név – mert megvan benne a kapacitás arra, hogy kitisztítson bármit, ami gátol téged, korlátoz téged, és visszatart az igazi nagyszerűségedtől és a természetes állapotodtól.

Mi a természetes állapotod? A lehetőségek, potenciál, boldogság és könnyedség állapota, és a tisztító mondat az általam ismert leggyorsabb mód ennek megtalálásához.

Így hangzik:

> *Helyes, helytelen, jó, rossz, POD, POC, mind a 9, rövidek, fiúk, POVAD-ok és túlontúl.*

Ha most először látod ezeket a szavakat, akkor nagy valószínűséggel az agyad csak annyit mond, hogy: „Ööö, micsoda?", és ez teljesen rendben van! Nem kell kognitívan tudnod vagy értened, hogy mit jelentenek ezek a szavak (durva, mi?) ahhoz, hogy változást teremtsenek az energiádban és az életedben.

De tudom, az elme szereti a válaszokat, és ha kíváncsi vagy részletesebben ezekre a szavakra és kifejezésekre, akkor a könyv vége felé találsz róluk többet – akár most is odalapozhatsz, ha szeretnél.

Odalapoztál? Visszatértél? Szuper.

A tisztító mondat megértésének egyik leggyorsabb módja az, ha látod működés közben, amit mindjárt ki is próbálunk. Még mielőtt így tennénk, jó tudni, hogy a tisztító mondat mindig egy kérdést követ – mivel a kérdések energiát hoznak fel, *és* zseniálisan képesek kinyitni a világunkat a változás lehetőségére.

Akkor itt egy kérdés neked:

Mit vettél be magadról igazként, ami valójában nem igaz, és ami kicsiben tart téged?

Figyeld meg, milyen energiát hoz fel: mindig ez az első lépés. Fogd a kérdés energiáját anélkül, hogy meghatározott válaszokat vagy következtetéseket keresnél.

A folyamat következő lépéseként egy másik kérdést teszünk fel – általában ez valami olyan, hogy: *Hajlandó lennél mindezt elpusztítani és nemteremtetté tenni?* Vagyis hajlandó vagy-e feladni azt, ami korlátoz téged, az összes érzést, gondolatot, érzelmet, ítéletet, következtetést és kiszámítást, és minden mást, amit arra hoztál létre, hogy visszatartson attól, hogy annyira nagyszerű, ragyogó és gyönyörű legyél, amennyire valójában vagy?

Itt, lényegét tekintve, tulajdonképpen a tisztító mondat előtt egyengetjük az utat:

Helyes, helytelen, jó, rossz, POD, POC, mind a 9, rövidek, fiúk, POVAD-ok és túlontúl.

mert a tisztító mondat az, ami elpusztítja és nemteremtetté teszi azt a valamit, ami akkor jött fel, amikor az első kérdést feltettük.

Figyeld meg a szavakat a kérdésben, közvetlenül a tisztító mondat előtt: *Hajlandó lennél* – ez kulcsfontosságú rész. Ahhoz, hogy a tisztító mondat tehesse a dolgát, *hajlandónak kell lenned* megengedni, hogy tegye a dolgát. NEKED kell választanod ahhoz, hogy valami megváltozzon. Néha erre teljes mértékben hajlandóak vagyunk, és készen állunk, és maradéktalanul felszámoljuk az összes falat, korlátot és korlátozást, ami feljött, máskor pedig lehet, hogy néhányszor vagy néhány tucatszor futtatni kell a kérdést és a tisztító mondatot ahhoz, hogy elkezdjük érezni a teret és a szabadságot, amit ez magával hoz.

Egy apró kiegészítés: ne próbáld ezt tudni, „felfogni" vagy nagyon definiáltan megközelíteni. Amikor felteszed a kérdést, hogy hajlandó vagy-e elpusztítani és nemteremtetté tenni, akkor MAGADAT kérdezed, és ez a te választásod – olyan választás, ami messze túlmegy a kognitív elmén. Ezt a választást a lényed hozza.

Íme egy teljes változata annak a példának, amit az előbb néztünk. Érdemes lehet az egészet futtatni, és megfigyelni, hogy mi történik az energiával, amit érzékelsz.

Mit vettél be magadról igazként, ami valójában nem igaz, és ami kicsiben tart téged?

Hajlandó lennél mindezt elpusztítani és nemteremtetté tenni? ***Helyes, helytelen, jó, rossz, POD, POC, mind a 9, rövidek, fiúk, POVAD-ok és túlontúl.***

Azt javaslom, hogy játssz a tisztító mondat használatával, amikor a könyv során megjelenik. Mert mi van, ha működik? Mi van, ha könnyen, gyorsan és erőfeszítés nélkül teremt olyan változásokat és átalakulásokat a világodban, a testedben – a lényedben –, amiről soha nem gondoltad, hogy lehetséges?

Lehet, hogy azon tűnődsz...

Használnom kell a tisztító mondatot ahhoz, hogy változást hozzak létre?

Nem feltétlenül. Tekints rá úgy, mint egy gyorsítóra, egy eszközre, ami ki tudja nyitni a világodat, és szélesíteni a látókörödet. Enélkül is megértheted, hogy a nézőpontjaid közül néhány esetleg eddig visszahúzott téged, de ha használod, akkor meg is tudod ezeket változtatni – és mindezt egy szempillantás alatt.

Hangosan kell a szavakat kimondanom?

A tisztító mondat működik, akár hangosan mondod ki, akár halkan mormolva, akár magadban. Akkor is működik, ha a rövidített változatot használod: „POD-POC", azaz a pusztítás pontja, teremtés pontja.

Ne haragudj, mi? Teremtés pontja, pusztítás pontja?

Ez az, amikor megkérjük az energiát arra, hogy menjen vissza oda, ahonnan jött, hogy így megszabadulhassunk a korlátozásaitól, és valami mást választhassunk. A POD és a POC a tudatosság szuperhősei. Visszacsinálják azt, ahol valami korlátozó dolgot teremtettél (POC), vagy ahol elpusztítottál valamit, ami többet teremthetne számodra (POD). Lehet, hogy nem csak egy eredője lesz az energiának, amit épp tisztítasz — lehet, hogy milliárdnyi, trilliárdnyi, vagy isten tudja hányszorosan sok.

Isten tudja hányszorosan?

Az „isten tudja hányszorosan" egy annyira nagy szám, hogy csak isten ismeri. Olyan, mintha szteroidot adnánk a tisztító mondathoz. Néha látod majd feltűnni a tisztító mondatban – igencsak felturbózza az erejét!

Gyakorló gyógyítóként használhatom a tisztító mondatot, amikor más emberekkel dolgozom?

Abszolút, mondok is majd példákat neked a használatára, ahogy kalandozunk a könyvben. Ha azt választod, hogy hangosan mondod ki, és beszélni akarsz az embereknek arról, hogy ebben a könyvben láttad, vagy hogy az Access Consciousnessben, nagyszerű – de nem muszáj.

Lényegét tekintve a tisztító mondat azon az elképzelésen alapul, hogy minden megváltoztatható. Nézz rá egy szilárd dologra ott, ahol most épp vagy; ez lehet a fal, egy asztal, egy kávéscsésze, egy váza. Elég szilárdnak tűnnek, nem? A tudomány mégis azt mondja, hogy valójában minden 99,99%-ban tér. Ezek a dolgok azért tűnnek szilárdnak, mert a molekulák így rendeződtek el, és a nézőpontunk és az elvárásaink is ilyen elrendeződésben tartják őket.

Mi lenne, ha az életedben minden megváltoztatható lenne? Azok a dolgok is, és főként azok – a korlátozásaid –, amik oly szilárdnak és valósnak tűnnek?

Mi lenne, ha hozzáférhetnél a szilárdságban lévő térhez, és egyenesen átsétálhatnál azokon a korlátozásokon?

A tisztító mondat használata a könyv elolvasása után

Olykor, ahogy éled majd az életed, korlátozó energiákat fogsz érzékelni egy adott helyzet, személy vagy esemény kapcsán. Lehet, hogy épp úton leszel egy üzleti találkozóra, feszülten és idegesen amiatt, hogy az ötleteid milyen fogadtatásban részesülnek majd. Ez az energia – a nehéz, korlátozó energia – tisztítható a POD-POC használatával.

Illetve lehet, hogy majd épp valami olyasmire készülsz, amit nagy izgalommal vártál már napok vagy hónapok óta – talán épp a legjobb barátoddal készülsz együtt vacsorázni, vagy elvonulni a kedvenc helyedre a világon, ahol már ezerszer jártál – és jön ez a korlátozó, szilárd energia, és fogalmad sincs, miért. Nem kell tudnod, miért van ott ahhoz, hogy tisztítsd, és nem kell tudnod, hogy honnan jött. Vedd észre az energiát, és használd a rövidített verziót: „POD-POC, POD-POC, POD-POC."

A tisztító mondat zsenialitása – és amiért gyakran varázspálcának hívom – az, hogy bármi olyan megváltoztatásánál működik, ami korlátoz téged, és nem szükséges órákat töltened terápiával, és soha nem kell analizálnod magad vagy alapos önvizsgálatot tartanod. A korlátozó hiedelem, amit semmissé teszel, lehet valami olyan, amit a múlt héten teremtettél, egy évvel ezelőtt vagy egy előző életben. Nem számít. Most meg tudod változtatni.

Ebben rejlik a tisztító mondat ereje: Lehetővé teszi, hogy a tudatosság képlékeny káoszát egy új valóság teremtésére használd.

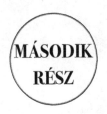

MÁSODIK
RÉSZ

A LÉTEZÉS EGY ÚJ MÓDJA

Az energia és a tudatosság bemutatásával elkezdődött az utazásod testsuttogóként.

—

Mi van, ha a saját testeddel való kapcsolódás újraélesztése a katalizátora mindannak, ami ez után jön?

—

Mi lenne, ha hajlandó lennél tudni, hogyan használja a test a fájdalmat és a diszkomfortot a velünk való kommunikációra?

—

Mi lenne, ha fel tudnád lebbenteni a fátylat az összes betegség gyökeréről, és ezzel az éberséggel gyógyító változást tudnál hozni a saját testednek, és azoknak, akikkel dolgozol?

—

Mi lenne akkor lehetséges?

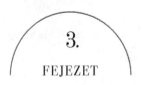

3.
FEJEZET

Meghallgatni a testedet,
és beszélgetni vele

Állj meg egy pillanatra, és gondolj bele, hogyan indult a kapcsolat a testeddel, még egészen korai gyerekkorodban. Legfőképp a közös étkezésekre emlékezz most vissza, ahogy cseperedtél.

Ki döntötte el, hogy *mikor* egyél? Ki döntötte el, hogy *mit* egyél? Ki döntötte el, hogy *mennyit* egyél?

Megengedték neked a szüleid, hogy kihagyd a zöldségeket, és egyből a desszertre ugorj?

Mi történt, ha tele voltál, de nem ettél meg mindent? Mi történt, ha az étkezések között megéheztél? Az ételt jutalomként használták, ha jó voltál, vagy arra, hogy lenyugodj, amikor túl sok voltál? A szüleid a feléjük való tisztelet jelének tekintették, ha megettél mindent a tányérodon – ami egyben az együttérzésed záloga is volt azon gyerekek felé világszerte, akik nálad kevésbé szerencsések?

Ha ennek olvasása közben bárhol is bólogattál, akkor tudd, nem voltál ezzel egyedül!

Miért nem figyelünk már arra, amit a testünk mond?

A legtöbb családban gyakoriak az étellel kapcsolatos korlátozások és szabályok. Általában teljesen jó szándékkal hozzák őket, ám az emberek ritkán állnak meg és gondolkodnak el azon, hogy ezzel milyen üzenetet közvetítenek a gyerekek felé, ami nagyjából így néz ki: *Arra figyelj, ahogyan mások szerint kellene táplálnod a tested, ahelyett, hogy egyszerűen bíznál abban, hogy a tested intuitívan tudja, milyen táplálást igényel.*

Érdekes módon, amikor nincsenek követeléseink és elvárásaink feléjük, a gyerekek nagyon másképp viselkednek az étellel kapcsolatban. Azt veszed észre, hogy csipegetnek: esznek egy kicsit, aztán mennek játszani, aztán visszajönnek, esznek még egy kicsit, és aztán mennek játszani... és így tovább.

Az egyetlen dolog, ami a gyerekeket korlátozza ebben a természetes ritmusukban, az a felnőttek merev nézőpontja, hogy különálló étkezések kellenek, és egy bizonyos módon kell étkezni.

Mi van, ha az, hogy többet eszel, mint amire szükséged van, vagy olyat, amit a tested nem szívesen eszik meg, csupán két mód azok közül, amivel esetleg kinevelték belőled, hogy hallgass arra, amit a tested mondani próbál?

Mi van, ha még tucatnyi van? Vagy talán még úgy ezernyi?

Kiért választasz?

Gondolj bele egy pillanatra: amikor reggel öltözködsz, és ott állsz a ruhásszekrény előtt, válogatva az aznapi szerelésedet, *kiért választasz?*

Magadért választasz? Vagy másokra is gondolva választasz?

A választás során számításba veszed, hogy más emberek mit fognak gondolni arról, ami rajtad van – mondjuk a munkatársaid, a partnered vagy az anyukád... és aztán teljesen elterel az, hogy szerinted mit *kellene* viselned, és figyelmen kívül hagyod azt, hogy mit *szeretnél* viselni?

Még konkrétabban – figyelmen kívül hagyod azt, hogy a *tested* mit szeretne viselni?

Mert igen – a testednek nagyon is van nézőpontja a ruhákról, amikbe öltözteted!

Csupán soha nem jutott eszünkbe megkérdezni.

Miért van ez? Nos, pontosan úgy, ahogy felcseperedve folyamatosan megmondták nekünk, hogy milyen ételeket fogyasszunk, ugyanúgy elárasztottak minket a vélemények és a nézőpontok arról, hogy milyen ruhák viselése elfogadható és helyénvaló számunkra.

Gondolj bele, tinédzserként kaptál bármikor is rosszalló tekinteteket a szüleidtől az öltözéked miatt? És most mi a helyzet?

Ha olyan vagy, mint sokan, akiket ismerek vagy akikkel dolgozom, akkor esélyes, hogy még mindig kapsz ferde pillantásokat vagy burkolt, kritikus megjegyzéseket a családi összejöveteleken a megjelenésedre:

Nocsak, drágám, micsoda érdekes összeállítás!

Ez a ruha a te méreted?

Hogy is hívják ezt a színt?

A nap minden percében záporoznak ránk mások kéretlen véleménynyilvánításai, közvetve vagy közvetlenül. Gondolj csak a médiára: a magazinok és online cikkek csordulásig vannak tippekkel arról, hogy mit viseljünk és mit ne viseljünk. Mi a menő ebben a szezonban, és mi nem az. Bármelyik nagy horderejű díjátadót követően ízekre szedik a vörös szőnyegen viselt összeállításokat – néhányukat dicsőítik, másokat kigúnyolnak.

Miért beszélek minderről?

Nos, gondolj az összes ilyen ítéletre és nézőpontra – pusztán a testünkön viselt ruhadarabok miatt!

Az összes ilyet magunkba szívjuk, és egyszer sem állunk meg feltenni a kérdést, hogy mit igényel a testünk.

A tested ébersége nem áll meg az ételt és a ruházkodást illető ügyeknél: ébersége van arról is, hogy milyen tevékenységekben szeret részt venni, kivel szeret lenni, és kivel szeretne intimebb kapcsolatba kerülni.

Amikor feltekerve tartjuk mások ítéleteinek, nézőpontjainak és következtetéseinek hangerejét, és letekerjük a testünkét, akkor leválasztjuk magunkat annak hihetetlen és lágy éberségeiről... *mindennel kapcsolatban.*

Mit kell a testednek tennie, hogy megkapja a figyelmedet?

Mi történik, amikor NEM hallgatunk a testünkre?

Amikor el vagy különülve a testedtől, és kijöttél a gyakorlatból az általa használt energetikai nyelvezetet illetően, akkor egyszerűen egy másik módot kell találnia arra, hogy közölje veled azt, amit mondani akar. Ezért teremt a test merevséget, fájdalmat és betegséget – ezek mind eszközök arra, hogy megkapja a figyelmedet, mind eszközök arra, hogy átadja azt az éberséget – bármi is legyen az –, amire nem figyelsz.

Nos, ezt mélységeiben is felfedezzük majd, ahogy haladunk a könyvben, most csak egy pillanatra gondolkozz el a következőn.

Van ebben voltaképpen valami szomorú: a testünk folyamatosan csak ad. Gondolj csak bele, mit tesz meg értünk minden egyes nap: elvisz minket A-ból B-be és Z-be, megemészti az ételt, harcol a vírusokkal, keringeti a vért és az oxigént... tulajdonképpen a dolgok fizikai részét teljesen ő viszi a hátán! Mi pedig olyan szinten megfeledkezünk erről, hogy már csak fájdalommal és merevséggel tud kapcsolatot létesíteni velünk.

A jó és világrengető hír az, hogy már ma tudsz kapcsolatot létesíteni a testeddel, akár ettől a pillanattól kezdve, ha választod. Ez a kapcsolat könnyedén táplálható és fejleszthető, és az egész folyamat hozzájárul majd az életedhez, az élésedhez ÉS az üzletedhez és a kezeléseidhez.

Készen állsz most kinyitni néhány ajtót?

Használjuk a tisztító mondatot? Ez tényleg a leggyorsabb mód, amit valaha láttam, bármi és minden megváltoztatására. Ez most arra fókuszál, hogy elpusztítsa és nemteremtetté tegye mindazokat a helyes és helytelen nézőpontokat, hogy mire van szüksége a testednek, vagy mire vágyik.

Íme. Olvasd el és nézd meg, milyen energiát varázsol elő.

Mindent, amit azért tettél, hogy megszabd, hogy van helyes és helytelen nézőpont az étkezésről, az étrendkiegészítőkről, a ruhákról, az összes egyéb dologról, amire a tested vágyik vagy nem vágyik, legyen az akár az alvásmennyiség, amiről eldöntötted, hogy a testednek arra van szüksége, akár egy bizonyos étel, amit ennie kell, elpusztítod és nemteremtetté teszed? Helyes, helytelen, jó, rossz, POD, POC, mind a 9, rövidek, fiúk, POVAD-ok és túlontúl.

Milyen volt? Érdemes lehet néhányszor futtatnod, és csak figyeld meg, mi történik az energiával, ami feljön. Vedd észre, ahogy kiterjed, mintha több tér jelenne meg körülötte. Ilyen az, amikor tisztítod a korlátozó nézőpontjaidat. Hajrá Te!

Beszélhetünk órákon át, és előrébb fogunk jutni, vagy használhatjuk a tisztító mondatot, és hegyeket mozgatunk meg.

Tudattalanság és antitudatosság: Az összes betegség alapja

Az összes betegség, legyen fizikai vagy pszichés, akár fájdalomként, rendellenességként, fáradtságként vagy rossz közérzetként jelentkezik, ezen két állapot egyikének vagy együttesének eredménye: tudattalanság vagy antitudatosság – és az ítélet a meghatározó elem mindkét állapotnál. A könyvben szó lesz még bővebben az ítélet hatásairól – főképp az 5. fejezetben. Az ítéletre gyakran gyilkosként utalok: ez a lehetőség és a változás gyilkosa.

Ha visszatérünk ahhoz az elképzeléshez, hogy a tudatosság az, ahol minden létezik, és semmit sem ítélünk meg, és ahol semmi sincs helyessé téve, és semmi sincs helytelenné téve, akkor egy kicsit közelebb kerülhetünk a tudattalanság és az antitudatosság megértéséhez. Folytassuk tovább a boncolgatásukat, hogy mik is ezek, és hogyan viszonyulnak a betegséghez.

A tudattalanság hasonló a nem-éberséghez. Így élünk, amikor még nem ismertük fel a nagyszerűségre való képességünket, és amikor még nem ismertük fel a képességünket arra, hogy átlássunk a valóság hazugságain, amiket megetettek velünk. Nem állunk készen, vagy nem vagyunk hajlandóak látni a lehetőségek teljes spektrumát, ami elérhető számunkra. Egy keskeny úton járva élünk, az ítélet által vezetve és elvakítva.

Az antitudatosság hasonló abból a szempontból, hogy az ítélet táplálja, és hasonló abból a szempontból is, hogy az, aki antitudatosságból működik, lezárja magát az előtt, amilyen hihetetlen az élete lehetne, de a tudattalansággal ellentétben ebben van választás.

Hasonló az önszabotázshoz: az, aki bármilyen oknál fogva antitudatos, azt a választást hozta, hogy visszacsinálja vagy eltávolodik a tudatosságtól, annak ellenére, hogy valamilyen szinten tudja, hogy ez korlátozni fogja őt személy szerint.

Fontos megjegyezni, hogy az antitudatosságot mások felé is lehet irányítani. Ismételten, ez gyakran zúdul ránk ítélet formájában, és amikor az ember rájön erre, akkor felismeri, ahogy más emberek ítéletei árasztják el a világát és a lényét. Szerencsére fel tudjuk vértezni magunkat, és felkészülni!

Vagy pontosabban fogalmazva: *éberek* lehetünk az antitudatosságra – és ebben rejlik az erőnk.

Amikor éberek vagyunk, és a tudatos önmagunk, akkor immunissá válunk mások ítéleteire és általános antitudatosságára. És itt jön a legjobb rész: a testünk sokkal könnyedebbé, és sokkal egészségesebbé válik. És sokkal boldogabbá.

Fájdalom, merevség, betegség – mind a tudattalanság és az antitudatosság eredménye. Amikor az ember elkezdi felfogni ezt, akkor el tudja kezdeni arra használni ezt az éberséget, hogy több teret teremtsen a testében, és mások testében is.

Készen állsz a tudományos részre?

Elliptikusok

A sejtjeid, amikor egészségesek, gömbszerű felépítésűek. Gömbökként nyitottak és áteresztőek. Gömbökként úgy működnek, ahogy működniük kell ahhoz, hogy folyamatosan magas szinten funkcionáljunk, betegségektől mentesen, és mindezt jól csinálják.

Az elmúlt években tudósok felfedezték, hogy a gondolatok, érzések és érzelmek hatására a sejt gömbszerű felépítése veszélybe kerül, *és megváltozik.* Az ítéleteink és a nézőpontjaink képesek gömbszerűről elliptikusra változtatni egy sejt energetikai mátrixát, és itt a kulcs: az elliptikus sejtszerkezet a tudósok szerint a betegségek alapja. Ebbe beletartozik a merevség, a fájdalom és bármilyen fizikai tünet – és bármilyen pszichológiai tünet is.

Felfogod, mennyire nagy dolog ez? Az ítéletek, amiket magunkban hordozunk, akár a sajátjaink, akár olyanok, amiket másoktól kaptunk (ebbe később még részletesebben is belemegyünk) bezáródnak a sejtjeinkbe, a testünkbe, és betegségként jelennek meg.

Az ítélet bezárja a testünket.

A jó hír az, hogy nálunk van a kulcs a testünk kinyitásához, és még sokkal többhöz.

Mindig, mindig, mindig a tudatosság az orvosság. Tudatossággal juttatod el magadat és az embereket, akiket kezelsz, egy adott dolog éberségéhez, és ahogy kiveszed az egészből az ítéletet, szabaddá teszed őket – szó szerint szabaddá –, bármi is tartotta őket eddig vissza. Vállfájdalmak, hátfájdalmak, fáradtság, letargia, depresszió… a lista végtelen.

A tudatosságban dinamikus változások történnek.

Amikor a tudatosságot választod, akkor nemcsak a saját életedet változtatod meg, hanem egyúttal felajánlod lehetőségként másoknak is, akikkel dolgozol és akiket kezelsz.

És amikor a tudatosságot a tisztító mondattal párosítod, akkor korlátlanná válik a kapacitásod az emberek megerősítésére, hogy eloszlassák a sejtjeikbe, a testükbe és az életükbe zárt bármilyen tudattalanságot és antitudatosságot.

Mi történik, ha TÉNYLEG hallgatunk a testünkre?

Amikor az ember elkezd hallgatni a testekre és beszélgetni velük – a sajátjával vagy másokéval –, akkor eltávolodik attól, hogy megjósolja, feltételezze és megítélje, mit is igényelnek. Elkezd nyitottsággal figyelni, bármiféle fix nézőpont vagy ítélet nélkül.

Az éberség felgyorsul. Egy könnyű, kiélesedett éberség lesz jelen arról, hogy mi a helyzet az emberekkel. Egy szempillantás alatt jönnek olyan felismerések, amelyekhez a beszélgetés és a gondolkodás soha nem vezetett volna el.

Ahogy a testeddel való kapcsolat fejlődik, visszacsinálsz majd sok mindent, ami eddig fájdalmat okozott és mozdulatlanságban tartott.

Ha gyakorló gyógyító vagy, akkor a klienseid imádnak majd hozzád járni, mert fenomenális módokon leszel hozzájárulás az életükhöz és az élésükhöz. És amikor ennyire hatékony az ember, akkor annak önkéntelenül is híre megy – a klienseid mindenkinek elmesélik majd, hogy mennyire fantasztikus vagy (és hogy hogyan tudnak időpontot kérni tőled).

Röviden: a fényed utat mutat majd a körülötted lévőknek is – nemcsak a klienseidnek, hanem a családodnak és a barátaidnak is, illetve bárkinek, akivel kapcsolatba kerülsz. Az Accessnél már régen megfigyeltük, hogy a tudatosság fertőző. Használjuk ezt az előnyünkre, és hozzuk létre az éberség járványát!

Készen állsz újraéleszteni a természetes kapcsolódásodat minden körülötted lévő molekulával? Egyre több könnyedséggel hallgatni, és olyan ajtókat kinyitni, amik évek óta vannak bezárva és befalazva?

Ne feledd: az utat már megtaláltad. És csupán azáltal, hogy olvasod ezt a könyvet, és nyitott vagy a benne lévő elképzelésekre, már el is indultál rajta.

Készen állsz továbbmenni?

Te és a tested: az egységközösség kifejlesztése

Számomra az egységközösség szó a kapcsolódás egy érzetét írja le, ezért is használom itt. Épp ezt a gyönyörű és természetes egységközösséget egyengetjük és fejlesztjük ki közted, a lény, és a fizikai valód, a tested között.

A testeddel való egységközösség kifejlesztése ott kezdődik, hogy kérdéseket teszel fel neki, és mindezt egy nyitott és jelenléttel teli térből teszed. És aztán... figyelsz és hallgatod.

Könnyűnek hangzik? Nehéznek hangzik?

Várjunk csak – lehet, hogy valamiképpen tudod már mindezt?

Már rég tudod, vagy ez valami teljesen új, ami valahogy mégis ismerősnek hangzik, mintha egyszer csak helyükre kerülnének a kirakós darabjai...?

Lehetséges volna, hogy mindig is tudtad, hogy a testednek van tudatossága, és ma van a napja, amikor erre igazán éberré tudsz válni?

A kiindulási pontunk az, hogy megkérdezzük a testet mindenről, ami őt illeti: az ételtől kezdve, amit elfogyaszt, a ruhákon át, amiket visel, az emberekig, akikkel intim kapcsolatba kerül.

Az van most a fejedben, hogy: *oké, hol vagyok én mindebben?*

Te, éber és tudatos olvasó, végtelen lény vagy. Történetesen ebben a bizonyos testben és formában öltesz alakot, amiben vagy. Ha fogalmazhatok nyersen: még jóval azután is, hogy a tested elmúlik, azután, hogy a földbe kerül vagy porrá válik, TE, a lény, megmaradsz.

Annak felismerése, hogy végtelen lény vagy, kulcsfontosságú azon egységközösség kifejlesztésénél, ami a testeddel lehetséges, de ennek elismerése néha nem könnyű... Menjünk bele kicsit mélyebben.

Három lépés a testeddel való egységközösség kifejlesztéséhez

1. lépés: Megérteni, hogy végtelen vagy

Szeretnék megosztani veled egy gyakorlatot, ami csodálatos azon elképzelés érzékelésére, hogy végtelen lény vagy. Azt javaslom, olvasd át párszor, aztán állj meg egy pillanatra, és próbáld ki.

Kezdd azzal, hogy 100 kilométernyire kiterjedsz minden irányba. Ha szeretnéd, csukd be a szemed, és terjedj kifelé. Nem a fizikai tested terjed ki – hanem az energiád, a lényed.

Terjeszd ki a lényedet minden irányba, 100 kilométernyire.

Vedd észre, hogy ezt könnyen és gyorsan meg tudod csinálni.

Amikor már ott vagy, menj tovább még 100 kilométert minden irányba.

Vedd észre, hogy képes vagy erre. Vedd észre, ahogyan képes vagy ott lenni, ahol választasz lenni.

Ezután menj még 1000 kilométernyire minden irányba. Vedd észre, hogy ott is ott vagy.

Most menj 100 000 kilométernyire minden irányba.

Látod, milyen végtelen vagy?

—

Milyen volt?

Ez a gyakorlat rendszerint egy hatalmas, csodaszép, mélyről jövő sóhajtással végződik, ahogy – végre – kitöltöd azt a teret, amit lényként szeretnél kitölteni!

Néhányótok lehet, hogy most először ébred rá, hogy rendelkezik ezzel a képességgel, másoknak talán ez már az ezredik alkalom volt.

Ha kicsit is olyan vagy, mint én, akkor ennek varázsa sohasem fakul.

Meg kell kérdeznem: ha egy lény képes kimenni és ilyen kiterjedtnek lenni, ilyen messze utazva egy szempillantás alatt, ilyen nagynak lenni – akkor képes valaha is beleférni a fizikai tested méretei közé?

Szerintem nem.

Az elképzelés, miszerint a fizikai testünkben kezdődünk és végződünk, az egyik legkorlátozóbb hiedelem, amit beadtak nekünk; és a legrosszabb az, hogy miközben azt gondoljuk, hogy csak annyira nagyok vagy kicsik vagyunk, mint a testünk, neheztelés is van bennünk – mert valahol mélyen tudjuk, hogy hatalmasak vagyunk, mégis megpróbálunk úgy tenni, mintha nem lennénk.

Nos, most, hogy ilyen könnyedséggel belekóstoltál a kapacitásodba végtelen lényként, készen állsz elengedni a dolog nehezebbik felét: a korlátozó hiedelmet, miszerint csak a testedre korlátozódsz?

Az összes nézőpontot, amit bevettél, miszerint valójában csak a testedre korlátozódsz, pedig rendelkezhetnél az elképesztően nagy térrel, ami végtelen lényként vagy, és így is lehet tested, elpusztítod és nemteremtetté teszed? **Helyes, helytelen, jó, rossz, POD, POC, mind a 9, rövidek, fiúk, POVAD-ok és túlontúl.**

Mindent, amit azért tettél, hogy úgy csinálj, mintha csak ekkora lennél, ami a lényed érvénytelenítése, amitől neheztelsz is a testedre és mérges vagy rá, mintha a tested hibája lenne, hogy annak színlelését választottad, hogy csak ekkora vagy, elpusztítod és nemteremtetté teszed? **Helyes, helytelen, jó, rossz, POD, POC, mind a 9, rövidek, fiúk, POVAD-ok és túlontúl.**

Futtasd ezeket a tisztításokat, és vegyél egy szép, nagy lélegzetet.

Végtelen vagy, és annyira nagy, amennyire csak akarod. Azonnali hozzáférésed van a tér egy elképesztő érzetéhez – ahhoz a fajta nyitottsághoz, amitől könnyen és szabadon lélegzel. Kérheted, hogy ez a tér *legyél* a nap bármelyik pillanatában.

Mit jelent ez a testednek?

Amikor eljátszol azzal az elképzeléssel, hogy a tested a te járműved ebben az életedben, akkor is van kapcsolódásod vele, de a lényed terét ez többé nem korlátozza.

Elengedhetsz bármi olyan, a mélyben meghúzódó neheztelést a testeddel kapcsolatban, amit akkor hordoztál magaddal, amikor a fogságában érezted magad, és a lényed teréből fenomenális módokon lehetsz hozzájárulás a testednek.

Hogyan? Nos, mi lenne, ha képes lennél itt és most kiterjedni az egész bolygóra? Néhány oldallal ezelőtt már megtetted. Bármikor megteheted, amikor csak akarod. Lehet, hogy elsőre furcsa elképzelésnek tűnik, de ha képes lennél az egész bolygóra kiterjedni, és érzékelni minden hegyet, minden fát, minden patakot, minden folyót, minden óceánt, minden madarat... akkor az milyen lenne?

Az mennyi békét hozna a testednek?

Az mennyi vitalitást, erőt és gyógyulást hozna a testednek?

És mi lenne, ha mindehhez hozzáférnél, miközben más emberek testén dolgozol? Akkor mi lenne lehetséges?

2. lépés: Kezdj el kérdezni, kezdj el figyelni

Amint elfogadod, hogy végtelen lény vagy egy átmeneti fizikai testben – egy tudatos és éber testben, ami harmóniában szeretne lenni veled –, akkor közelebb jutsz ahhoz az elképzeléshez, hogy:

A tested eszik; te, lényként, nem eszel.

A tested visel ruhákat; te, lényként, nem viselsz ruhákat.

A tested szexel; te, lényként nem. (Mondjuk remélhetőleg te is ott vagy olyankor!)

Lehet, hogy ezt most nem tudod így egyszerre feldolgozni – semmi baj! Ne ítéld meg magad, ha ez még nem könnyű vagy igaz neked. Ha el tudod kezdeni fontolóra venni az elképzelést, miszerint a testednek saját nézőpontjai vannak, amikre eddig talán nem kérdeztél rá, az már most fantasztikus.

Ha szeretnél több könnyedséget ezzel, akkor futtasd a következőt:

> *Mindent, ami nem engedi neked, hogy elkezdd kérdezni a testedet mindennel kapcsolatban, ami őt illeti, elpusztítod és nemteremtetté teszed?* ***Helyes, helytelen, jó, rossz, POD, POC, mind a 9, rövidek, fiúk, POVAD-ok és túlontúl.***

Amikor elkezded kérdezni a testedet arról, hogy mit igényel, akkor azt javaslom, valami nagyon egyszerű dologgal kezdd, mondjuk az étellel.

Ne feledd, a tested eszik, te nem, szóval teljesen érthető, hogy megkérdezzük!

Tegyük fel, hogy reggelizni készülsz. Otthon vagy, bemész a konyhába, és ahelyett, hogy elkezdenéd automatikusan elkészíteni a szokásos reggelidet, mi lenne, ha megállnál egy pillanatra, és megkérdeznéd: *Test, mit szeretnél enni?*

Aztán: légy nyitott, légy jelen, és figyelj.

Kérdezd meg újra: *Test, mit szeretnél enni?*

Mit érzékelsz? Milyen dolgok jönnek? Lehet, hogy a tested tojást szeretne, vagy szalonnát, vagy sajtot, vagy gyümölcsöt... vagy mindet egyszerre, vagy egyiket sem.

Lehet, hogy még nem éhes a tested. Nem kell automatikusan enned csak azért, mert ez a szokás, vagy eljött az elfogadott étkezési idő. És nem is kell a hagyományos reggeli ételekre szorítkoznod. Mi van, ha a tested azt a maradék tésztát szeretné? Vagy fagyit? Vagy tésztát, és utána fagyit?

Lehet, hogy teljesen rendben lenne ezt adnod a testednek reggel 8-kor?

Csak egy módon tudhatod meg... és itt nincsen helyes vagy helytelen – kizárólag érdekes választások vannak. És a hideg tészta és fagyi határozottan érdekes választás reggelire!

Ne várd el magadtól, hogy azonnal jól és tökéletesen csináld. Képzeld el, hogy mondjuk soha nem futottál még életedben egy percet sem, és benevezel egy maratonra – egyszerűen csak felkelnél, és lefutnád a 42 kilométert, vagy először gyakorolnál? Itt ugyanez a helyzet. Csak sokkal könnyebb!

A gyakorlás által kezded el megszerezni azt az energetikai állhatatosságot, amivel a tested rendelkezik.

Most akkor próbáld meg a ruhákkal. Amikor indul a nap, állj meg a szekrény előtt, és mondd: *Test, mit szeretnél ma viselni?*

Ugyancsak legyél jelen, legyél nyitott és hallgasd.

Lehet, hogy azt veszed majd észre, hogy amit a tested szeretne viselni, távolról sem az, amit te választottál volna, ha nem kérdezted volna meg! Talán azon kapod magad, hogy a szekrény egyik sötét sarkába nyúlsz valami olyanért, ami évek óta nem volt rajtad, és amikor felveszed és a tükörbe nézel – ragyogsz benne. Ragyog benne a tested. Miért? Mert ez az, amit a tested szeretne viselni!

Amikor azt veszed fel, amit a tested szeretne felvenni, akkor ez a ragyogás egész nap veled marad. Egész nap élettel telinek érzed magad. Minden korábbinál több bókot kapsz majd az emberektől.

Miért van különbség aközött, amit te, a lény választanál felvenni, és amit a tested választana felvenni?

Egyszerű: amit gondolsz és választasz, az az ítéleteiden, a kivetítéseiden, az elvárásaidon és a nézőpontjaidon alapul arról, hogy mi helyes és helytelen. A tested egyiket sem veszi ezek közül számításba.

A tested teljesen más nézőpontokkal és meglátásokkal rendelkezhet – és ezeket sosem ismered meg, ha nem kérdezed.

Nos, ha nem megy tökéletesen elsőre, vagy másodszorra, vagy tizedszerre, vagy századszorra, akkor kérlek, ne tedd magad rosszá. Egy teljesen új kapcsolatot alakítasz ki éppen, egy teljesen új kapcsolódást a testeddel, olyat, ami eddig nem létezett. Vagyis igazából megvolt, csak sokunkhoz hasonlóan téged sem tanítottak meg arra, hogy tápláld ezt, így egy ideig nem volt aktívan jelen.

Amellett, hogy megkérdezed a tested, hogy mit szeretne enni és viselni, ezeket a kérdéseket is felteheted:

Kivel szeretnél szexelni?

Mit szeretnél ma csinálni?

Milyen testmozgást szeretnél végezni?

Itt az idő, hogy elkezdj játszani és életet lehelni ebbe a kapcsolódásba?

3. lépés: Légy türelmes

Volt már valaha egy igazán jó barátod, olyan, akivel mély és örömteli kapcsolódást éreztél? Egy olyan barátság, ahol teljesen az lehettél, aki vagy, álarcok nélkül, ahol nem kellett hozzád nem illő szerepet játszanod – ahol egyszerűen önmagad lehettél.

Ha megszakadna a kapcsolat ezzel a baráttal, képzeld el, milyen lenne újra felvenni azt. Képzeld el, ahogy felhívod, és az évek, a távolság egyszeriben felolvad, és újra kapcsolódást érzel valaki olyannal, aki nagy hozzájárulás volt neked. Lehet, hogy azonnal megtörténik, lehet, hogy kell neki egy kis idő – és ugyanez van a testeddel is.

Az idő és erőfeszítés, hogy elkezdd újraépíteni a kapcsolatot, elenyésző azon fenomenális eredményekhez és pozitív változásokhoz képest, amiket megtapasztalsz majd. És amikor ezek az eszközök részévé válnak annak, ahogyan kezelsz, akkor elképzelhetetlen változásokra számíthatsz.

Ha az előbb részletezett három lépést átadod a klienseidnek, akkor elkezdenek egy olyan kapcsolódást és egy olyan egységet kialakítani a testükkel, ahol egyszerűen nincs helye az ítéletnek.

Képes leszel utat mutatni nekik, miközben újra az életük és élésük részévé teszik a testüket, mely egyben azt is lehetővé teszi számodra, hogy hihetetlen gyógyulást és változást facilitálj nekik.

Gyönyörű barátaim, a kaland tényleg elkezdődött

Készen állsz elköteleződni a testeddel való egységközösség építése mellett?

A következő három napban hajlandó lennél megkérdezni a testedtől, hogy mi a nézőpontja minden őt érintő dologgal kapcsolatban? El tudod ismerni, hogy a tested tudja, mit igényel és mire vágyik?

A dolog szépsége az, hogy a testeddel való kapcsolatod természetes részed, és csupán újraélesztetd azt. Olyan természetes, mint ahogyan lélegzel.

Hamarosan gondolkodás nélkül fogsz már beszélgetni a testeddel és meghallgatni őt, és azon tűnődsz majd, hogyan tudtátok valaha is elveszíteni a kapcsolatot.

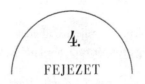

A tested, mint médiumi adó-vevő

A tested hihetetlen mértékben intuitív. Érzékeli mások energiáit: az érzelmeiket, az ítéleteiket, a sérelmeiket, a gondolataikat, az elképzeléseiket és a fájdalmaikat.

A tested olyan szinten csinálja ezt, hogy – ezt nézd meg:

Ami a fizikai testedben történik (kellemetlenségek, fájdalmak, betegségek), abból valahol 50 és 100% közé tehető az, ami lehet, hogy nem is a tiéd,

és:

98%-a annak, ami a fejedben zajlik (a gondolataid, érzéseid, érzelmeid és ítéleteid), nem hozzád tartozik.

Amikor először hallottam ezt a két számot, akkor az első pillanatban fel sem fogtam. Aztán amikor az éberség valamennyire leülepedett, teljes paradigmaváltást tapasztaltam, ami a könnyedség gyönyörű érzetével párosult.

Tényleg? – gondoltam. – *A fájdalomból, amit eddig tapasztaltam, szinte semmi sem az enyém?!* Hatalmas megkönnyebbülést éreztem.

Ez számodra is igaz? Lehetséges, hogy sok minden, ami a testedben és az elmédben zajlik, még csak nem is a tiéd? Ha igen, akkor hozzám hasonlóan, és valószínűleg az összes többi olvasóhoz hasonlóan – a gyönyörű tested gyönyörűen szivacsszerű!

Ha ezt tudod, miközben képes vagy dolgozni is vele, az élvonalba tesz téged gyógyítóként – *és* a saját életedet is

sokkal

könnyebbé

teszi.

A testünk folyamatosan információt ad nekünk. A testünk egy érzékelő, érzéki, érzékszervi mechanizmus. Megvan, ahogy a macska bajsza mindent elmond neki a körülötte lévő világról? Ezt teszi nekünk a testünk.

Lehet, hogy elmész valaki mellett az utcán, akinek gondja van a térdével, és egyszer csak a te térded is elkezd fájni. Számodra váratlanul, pedig ez csak a tested, ahogy azt mondja: *Hé, annak az illetőnek térdproblémája van.* A tested érzékelte annak az embernek a fájdalmát, és elmondja neked; és érthető módon – mielőtt rendelkeztél ezzel az éberséggel – azt gondoltad, hogy az a fájdalom a sajátod.

Érzem, ezért az enyém

Elhitették velünk, hogy minden, amire éberek vagyunk, és minden, amit érzékelünk, mind a testünkben, mind az elménkben, a miénk. Van benne valami olyan, hogy: *Érzékelem, ezért bizonyára az enyém.*

Mi van, ha nem az?

Mi van, ha igaz, amit mondok, és valahol 50 és 100% közé tehető azon dolgok aránya a testedben, ami valahonnan máshonnan vagy valaki mástól jött?

Mi van, ha a gondolataid, érzéseid, érzelmeid és ítéleteid 98%-a nem hozzád tartozik?

Érzékelj bele ebbe egy pillanatra: ha ki tudnád tisztítani a fejedben napi szinten száguldó gondolatok 98%-át, akkor csak azzal a 2%-kal kellene foglalkoznod, ami tényleg a tiéd.

Micsoda elképesztő ajándék lenne ez, micsoda tisztánlátással rendelkezhetnél! És hogyan érintené ez és hogyan változtatná meg a mindennapi életedet és élésedet?

Amikor 20 évvel ezelőtt az Accessbe jöttem, ez a két éberség-morzsa volt a kezdete a saját testemmel és az általam kezelt emberekkel való létezés egy új módjának, és elképzelhetetlen változást teremtettek.

Honnan fogod tudni?

Egy dolog felismerni, hogy létezik egy olyan eshetőség is, hogy amit a testedben és az elmédben érzékelsz, talán nem a tiéd, de honnan *tudja* az ember biztosan? Honnan tudhatod, hogy amit érzel, mint például a térdfájdalom, vagy a szomorúság, vagy a harag, vagy a hányinger a tiéd-e vagy sem?

És ha a tiéd – akkor mi van?

És ha nem a tiéd – akkor mi van?

Barátom, ez nagyon egyszerű.

Először is úgy tudod meg, hogy amivel bajlódsz, a tiéd-e vagy sem, hogy... megkérdezed. Ki gondolta volna, hogy ez ilyen egyszerű is lehet?!

A kérdés, ami elvisz ehhez az éberséghez, olyasmi, amit érdemes hozzáadnod az eszköztáradhoz mostantól, és talán mindörökre.

Íme tehát: Kihez tartozik?

A *Kihez tartozik?* kérdést bármivel kapcsolatban felteheted, amit a testedben vagy az elmédben érzékelsz: legyen az bármilyen fájdalom, bármilyen gondolat, érzés, ítélet, érzet... szó szerint bármivel és mindennel kapcsolatban.

Egy kis gyakorlással elkezded majd kiszűrni, dekódolni és *tudni*, hogy mi tényleg a tiéd, és mi nem. És amikor már tudod, akkor vagy el tudod engedni, vagy hozzá tudsz férni az éberséghez, amire szükséged van ahhoz, hogy elengedd.

Hadd mondjak neked egy példát. Használjuk a pár oldallal ezelőtti szituációt – a térdfájdalom, amit érzékelünk valakinél az utcán. Amikor először érzékeled a fájdalmat, akkor még nem tudod, hogy a tiéd-e vagy sem, ezért megkérdezed: *Test, ez a térdfájdalom kihez tartozik?*

Ha egyfajta könnyedségérzet jön, vagy csökken a fájdalom, vagy teres érzeted lesz – akkor nem a tiéd. Amikor könnyű, akkor tudod, hogy a tested érzékeli ezt a fájdalmat, és csak annyi a dolgod, hogy visszaküldöd a feladóhoz.

Ezt úgy tudod megtenni, hogy ezt mondod: *Azta, test, nagyon köszönöm az éberséget, te drága teremtmény. El tudnánk ezt most engedni?*

Aztán folytasd a tisztító mondattal: **Helyes, helytelen, jó, rossz, POD, POC, mind a 9, rövidek, fiúk, POVAD-ok és túlontúl.**

Nem a te felelősséged azonosítani, hogy kihez tartozik a térdfájdalom, vagy megváltoztatni azt bármiféle módon, az egyetlen dolgod POD-POC-olni és elengedni. Emlékeztetőül: amikor azt mondom, hogy POD-POC-old, akkor a tisztító mondatot értem alatta. Választhatod, hogy az egészet kimondod (mint a fenti példában), vagy használhatod a rövidebb, tömörebb „POD-POC" változatot. Pont ugyanúgy működik.

A másik lehetőség, hogy fáj a térded, és egy nehéz érzés jön, amikor megkérdezed, hogy: *Kihez tartozik ez a térdfájás?* Ha ez történik, akkor tudod, hogy vagy te teremtetted a fájdalmat, vagy azt hitted, hogy hozzád tartozik, és valamikor a múltban sajátodként magadra vetted (esetleg a gyógyítás egy módjaként). Így vagy úgy, most már megvannak az eszközeid, hogy visszacsináld.

Ha te teremtetted, akkor az egy ítéletből vagy fix nézőpontból származott. A következő fejezetben jobban szétszedjük majd az ítélkezés egész témakörét, és a könyv későbbi részében is (10. fejezet). Praktikus eszközöket és éberségeket adok majd azon fájdalom kezelésére, amit mi teremtettünk, vagy amit nehezen tudunk elengedni, most elég csak annyit tudni, hogy bármilyen fájdalom vagy diszkomfort, amit tapasztalsz, a tested egyik módszere arra, hogy éberséget adjon neked – és ha te teremtetted (és nem pedig mástól szedted össze), akkor annak gyökere egy ítéletben van, vagy bármilyen fix nézőpontban, amit valóssá tettél magad számára, miközben nem az.

Most, hogy tudod, hogy a tiéd, nagyszerű helyzetben vagy ahhoz, hogy hozzáférj az éberséghez, bármi is legyen az, amit a tested kommunikálni próbál feléd, és az ehhez vezető út megint csak egy kérdésen keresztül vezet.

Megkérdezheted: *Mit nem ismerek el, amit bezárok a testembe ekként a fájdalomként?*

Tedd fel a kérdést, és nézd meg, mi jön föl, de nem kell konkrét választ kapnod ahhoz, hogy tisztítsd. Foghatod csupán az energiáját, és aztán mondhatod, hogy: *Mindent, ami ezt nem engedi és nem engedi nekem, hogy ezt elismerjem, most elpusztítom és nemteremtetté teszem, isten tudja hányszorosan. **Helyes, helytelen, jó, rossz, POD, POC, mind a 9, rövidek, fiúk, POVAD-ok és túlontúl.***

Látod már, micsoda értékes eszköz a *Kihez tartozik?* Ezzel tényleg csak nyerni lehet.

Nem a tiéd? Tudod, mit kell vele tenned.

A tiéd? Tudod, mit kell vele tenned.

Készen állsz kipróbálni?

Hajlandó lennél feltenni a *Kihez tartozik?* kérdést bármilyen fizikai fájdalomra, amit érzékelsz, és emellett bármilyen gondolatodra, érzésedre és ítéletedre a nap hátralévő részében?

Hajlandó lennél a következő három napban csinálni ezt?

Amikor először találkoztam ezzel az eszközzel, akkor pontosan ezt tettem – három napon át folyamatosan használtam, és olyan szinten volt hatással az életemre, hogy abszolút javaslom, hogy te is próbáld ki három napon át. Komolyan, olyan mértékben fogsz megkönnyebbülni, hogy olyan leszel, mint egy két lábon járó meditáció.

Azáltal, hogy ráhangolódsz, mi a tiéd és mi nem, elengeded azt, amire nincs szükséged, és ez olyan érzés lesz, mintha 50 kilót dobtál volna le.

Ne feledd, nem az a célod, hogy konkrét választ kapj a *Kihez tartozik?* kérdésre. Lehet, hogy éberségként azonnal megjelenik, lehet, hogy nem. Lehet, hogy még azelőtt nyilvánvalóvá válik, hogy befejezted volna a kérdést:

„Kihez tarto… – várjunk csak… hát persze! Ez a nővérem beakadása, nem az enyém."

Vagy lehet, hogy ismeretlen marad előtted, és úgy is rendben van; az egyetlen feladatod az, hogy feltedd a kérdést, és érzékeld, hogy ami azt követi, könnyű-e vagy nehéz. Még egyszer: ha könnyű, küldd vissza a feladóhoz, majd POD-POC; ha nehéz, akkor kérdezd meg, hogy mi az, amit nem ismersz el.

Ha ezt minden megjelenő gondolatra, érzésre, érzelemre, ítéletre és nézőpontra megteszed három napon át, azzal kitisztítod az elmédből mindenki más elképzeléseit, nézőpontjait és ítéleteit, és... érzékeled ezt a gyönyörteli szabadságot csupán azáltal, hogy fontolóra veszed ezt a lehetőséget? Innen egy annyira gyönyörűen békés és éber helyzetből működhetsz.

A *Kihez tartozik?* kérdés volt az egyik, aminek az életemet köszönhetem. Ennek használata segített kigyógyulni a depresszióból, és azóta sem veszített a potenciáljából és a jelentőségéből. Még mindig hatalmas részét képezi annak, ahogyan ma kezelek és működöm. Tulajdonképpen szinte mindegyik kezelésemnél használom ezt az eszközt, és még mindig alkalmazom magammal is.

Nagyon szeretném, ha felfedeznéd ezt. Szakíts egy kis időt arra, hogy a saját testeden használd a *Kihez tartozik?* eszközt, ami egyenes út lesz ahhoz, hogy hihetetlen hatással legyen majd a klienseiddel való munka során is.

A hogyanra majd a 10. fejezetben nézünk rá részletesebben, most csak élvezd, ahogy ráhangolódsz és értékeled az érzékelő fizikai tested gyönyörű ajándékát.

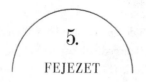

5.

FEJEZET

Elengedni az ítélkezést

Lenne egy kérdésem: Hány eszközt és gyakorlatot próbáltál ki azok közül, amiket eddig ebben a könyvben megosztottam veled?

Az összeset?

Néhányat?

Vagy esetleg... egyiket sem? És ha ez a helyzet áll fenn, rosszul érzed magad, mintha nem lennél eléggé elköteleződve? Vagy bűntudatod van, mert azt gondolod, hogy nem azt teszed, amit elvárnak tőled?

Kérlek, tudd, hogy nincsenek elvárásaim feléd. Nincsenek követeléseim, nincsenek mércéim, amiket meg kell ütnöd, vagy célok, amiket el kell érned. Ha teljes erőbedobással belevetetted magad az eszközök gyakorlásába, akkor jó. Ha nem tetted, *az is jó.*

Engem az érdekel, hogy te, kedves olvasó, mit gondolsz az elköteleződésedről ehhez a könyvhöz? És mi lenne, ha kiszélesítenénk a dolgot az életed egyéb területeire – milyen mércéket állítottál magadnak? És mi történik, amikor nem ütöd meg ezeket a mércéket?

Például szerinted eleget sportolsz? Elég zöldséget eszel? Mindig türelmes vagy a gyerekeiddel? Az a partner vagy az élvezetes másik feled számára, akinek szerinted lenned kellene? Nagyszerű lány / fiú / nővér / öcs / barát / munkatárs / szomszéd vagy? Jól szervezett vagy és lelkesen veted bele magad minden feladatba, amit elvállalsz?

Azaz... tökéletes vagy?

Úgy tippelem, hogy nem – és ez rendben van! Több száz és ezer emberrel találkoztam és dolgoztam már együtt, és még soha nem találkoztam tökéletes emberrel, és egészen biztos vagyok benne, hogy nem is fogok. Ebbe egyébként beletartozik a fickó is a tükörben. Nagyon kedvelem őt – de nem tökéletes! Várj, hadd fogalmazzam újra: nagyon kedvelem őt – *és nem tökéletes*.

Valamit megfigyeltem az emberekkel való munka során világszerte, egy gyakori hiedelmet sokaknál, miszerint tökéletesnek kellene lenniük, vagy legalábbis közel ahhoz – és amikor nem azok (vedd észre, hogy nem azt mondtam, hogy „ha nem azok"), akkor durván megítélik magukat.

Nagyon sok olyan ember is van, akinek nagyon magas elvárásai vannak mások felé, és amikor ezek az elvárások nem teljesülnek, akkor az ítélet olyan erővel csap le, hogy az illető megbántva és megszégyenítve érzi magát.

Az a helyzet a tökéletesség elvárásával, vagy úgy általában bármi konkrét elvárással, hogy nagyon kevés teret hagy arra, hogy bármi más az életedbe jöjjön.

Gondolj csak arra, hogy milyen, amikor egy új párkapcsolatba kezdesz, vagy amikor a barátaidat látod abban a bizonyos mézeshetek korszakukban, miután megismerték az aktuális Nagy Ő-t. Minden, amit az új partner csinál, mond és képvisel, *tökéletes.*

A dolog itt kezd el bonyolódni: ha eldöntöd, hogy valaki tökéletes, mi történik akkor, amikor valami olyat csinál, ami nem illik a tökéletesség ezen elképzeléséhez? Annyira arra összpontosítottál, hogy azt csinálja, amit szerinted kellene, hogy bármi más kudarcnak tűnik.

Az ítélet természeténél fogva megszilárdít egy nézőpontot, és semmi olyan nem tud bejönni az éberségedbe, ami nem illik ahhoz a nézőponthoz. Eléggé korlátozó, nem?

> *Hány pozitív ítéleted volt emberekről csupán az elmúlt három hónapban, amik beragasztottak téged, mert ezek az emberek nem hozták azt, amilyennek te megítélted őket? Mindent, ami ez, elpusztítod és nemteremtetté teszed?* **Helyes, helytelen, jó, rossz, POD, POC, mind a 9, rövidek, fiúk, POVAD-ok és túlontúl.**

Ezt ugyan már mondtam, ám most újra megteszem: az ítélkezés gyilkos. A lehetőségek gyilkosa, a térűr gyilkosa, az energia gyilkosa, az öröm gyilkosa, a boldogság gyilkosa.

Ezen túl a fájdalom, a szenvedés és a betegség első számú okozója a bolygón. Ha testsuttogóként mélyebben megérted az ítélkezést, és annak pusztító és korlátozó természetét, akkor egy olyan helyzetből indulsz, ahol szerintem alig van más gyógyító jelenleg a bolygón, és ahonnan igazi könnyedséggel tudsz változást hozni a saját világodba és azok világába, akikkel dolgozol.

Az a helyzet az ítélkezéssel, hogy ez egy belénk ivódott szokás és senki sem hibáztatható azért, hogy eltanulta. Szinte olyan, mint egy reflex. Arra nevelnek minket, hogy *mindent* ítéljünk meg magunkkal kapcsolatban. Minden, amit gondolunk, minden, amit választunk, minden, amit teszünk, a jó vagy rossz, helyes vagy helytelen címkéit viseli.

Mi van, ha ennek nem kell így lennie?

Mi van, ha ez nem az, amilyen valójában vagy, az összes kondicionálás alatt? Mi van, ha az ítéletek teljes elengedése egyfajta hazatérés és visszatérés a valódi természetedhez?

Szinte olyan, mintha visszakapnád a szárnyaidat?

Egyébként azok a szárnyaid megvoltak, amikor kisbaba voltál. Nem úgy jöttél a világra, hogy ítélkeztél magadon vagy másokon; a tudatos energia és fény egy kicsi gombolyaga voltál.

Csak úgy, mint bármelyik szokás, az ítélkezés is olyan, aminél választhatod azt, hogy felhagysz vele.

Csupán néhány oldal múlva megosztok majd veled egy eszköztárat, amit használni tudsz az ítélkezés elengedésére, de először szeretnék még mélyebbre ásni itt az ítélet fogalmánál, mert lehet, hogy több van benne, mint amire jelenleg éber vagy.

Az ítélet egy új szemszögből

Visszatérve az alapokhoz elmondhatjuk, hogy az ítélet az, amikor egy személyt, egy dolgot, egy eseményt, egy helyzetet, egy gondolatot – egyáltalán bármit – felcímkézel jónak vagy rossznak, helyesnek vagy helytelennek.

Amikor a tudatosságot választod, akkor a jó és rossz polaritásai többé nem léteznek. Minden elveszíti azokat a végletes, korlátozó címkéket az életedben, és *érdekessé* válik.

Minden választás, amit valaha hoztál vagy hozni fogsz, legyen az egy olyan választás, mely a pénzügyi csőd felé visz, vagy egy olyan, aminek eredményeként egymillió dollárt nyersz, mindegyik csupán... érdekes.

Ez hogy hangzik számodra?

Már hozzászoktunk ahhoz, hogy azt halljuk, mennyire romboló hatású a negativitás, de mi a helyzet az úgynevezett pozitív nézőpontokkal? Ha az ember nyer egymillió dollárt, az is lehet tényleg csupán érdekes?!

Keresőként, ami alatt valaki olyat értek, aki hajlandó ezen valóság korlátain és korlátozásain túl nézni (és tudom, hogy kereső vagy, mivel itt vagy és olvasod ezt a könyvet), lehet, hogy már egy ideje próbálod magad lenevelni a negatív gondolkodásról és ránevelni magad a pozitív gondolkodásra. Talán már próbáltad a megerősítéseket és egyéb technikákat a pozitív gondolkodásmód és látásmód kifejlesztésére. Ebben az esetben a „jó" és „pozitív" ítéletek elhagyása olyan elképzelés lehet, amit nehéz megemészteni, de kérlek – hallgass végig.

Ha szeretnénk elhagyni az ítélkezést, akkor el kell köteleződnünk ahhoz, hogy teljesen és egészében csináljuk.

Miért? Mert ha továbbra is azon hiedelem mellett tartunk ki, hogy néhány dolog, vagy ember vagy helyzet „jó", akkor alapértelmezetten azt mondjuk, hogy néhány ember vagy helyzet pedig „rossz". Ezt megint csak ugyanaz a polaritás: ennek a valóságnak a polaritásaiban a jó nem tud létezni, hcsak akkor, ha van rossz is. A helyes és az „igazam van" nem tud létezni, csak akkor, ha valami helytelen vagy valaki téved.

Namármost, mielőtt továbbmennénk ezzel, tudd, hogy az ítélkezés elengedése nem jelenti azt, hogy egyfajta hamis elégedettséggel kezdünk figyelni mindent, és nem jelenti azt, hogy megengedjük másoknak, hogy csúnyán bánjanak velünk, mivel mi annyira megvilágosodottak vagyunk, hogy szinte alig várjuk, hogy a földre fekhessünk, és mások eltiporhassanak minket.

Nem. Ehelyett belelépünk az ítéletnél valami sokkal kiterjedtebbe: az éberségbe.

Ítélet helyett éberség

A helyzet a következő: *éber* lehetsz egy negatív helyzetre vagy személyre, aki korlátozni szándékozik téged, és nem kell azt vagy őt megítélned.

És *éber* lehetsz egy pozitív személyre vagy helyzetre, mely nagyszerűbbé teszi az életed, és ugyancsak nem kell azt vagy őt megítélned.

Az a különbség egy éberség és egy ítélet között, hogy az ítélethez kapcsolódik egy nézőpont. Mondjuk például, hogy elkezdesz napi szinten edzeni, és remekül érzed magad. Ezt az új viselkedést úgy ítéled meg, hogy jót tesz neked, és ezt helyes csinálni. És aztán... egy nap nem edzel, majd ebből két nap lesz, három, majd egy hét. Hogy érzed magad? Ha jól tippelem, kudarcként éled meg.

Hogyan is *ne* éreznéd csődtömegnek magad, amikor eldöntötted, hogy az edzéstől sikeres voltál?

Teljességgel lehetséges ébernek lenni arra, hogy jól érzed magad, amikor rendszeresen edzel, anélkül, hogy azt a viselkedést jónak, helyesnek, példásnak és hasonlóknak ítélnéd meg. És észreveheted, ha valaki önzőn viselkedik, vagy gonoszan, bántón, vagy bármi – elismered, látod, hogy mennyire korlátozó a viselkedése, és így sem ítéled meg őt. Egyszerűen elismered, töltés nélkül, és hozzá kapcsolt nézőpont nélkül.

Még egyszer: az ítélet elengedése nem tesz lábtörlővé, vagy passzívvá. Tulajdonképpen amikor abbahagyod, hogy a világot és más embereket – és magadat – fekete-fehérben látod, akkor igazából sokkal inkább ráhangolódsz arra, hogy mi teremt majd többet az életedben, és mi fog kevesebbet teremteni. Oly módon állsz az erődben és a potenciálodban, ahogy el sem tudtad képzelni, hogy tudsz. Sokkal több növekedést, bulit, örömet és *gyógyulást* engedsz meg az életedben.

Itt van néhány tisztítás, amelyek segítenek elengedni bármiféle félreértést, amely nálad a pozitív és negatív ítéleteket övezi.

Hol döntötted el, hogy bármi pozitív, amit gondolsz, biztos nem ítélet, és bármi negatív, amit gondolsz, biztos egy ítélet, ezt elpusztítod és nemteremtetté teszed? **Helyes, helytelen, jó, rossz, POD, POC, mind a 9, rövidek, fiúk, POVAD-ok és túlontúl.**

Hány dolog, amiről az gondoltad, hogy negatív, volt éberség az emberekről, hogy mondjuk önzőek, vagy nem kedvesek, vagy lopnak valakitől? Ezekből mennyi volt éberség, amikről azt hitted, hogy ítélet, mely nem volt valójában ítélet, éberség volt, de eldöntötted, hogy mivel negatívnak tűnik, bizonyára rossz és helytelen, így lekapcsoltad az éberségedet arról, hogy hol működik az illető, és aztán az ő hatása alá kerültél, és annak, ahol ő működött? Mindent, ami ez, isten tudja hányszorosan, elpusztítod és nemteremtetté teszed? **Helyes, helytelen, jó, rossz, POD, POC, mind a 9, rövidek, fiúk, POVAD-ok és túlontúl.**

Kezd könnyedebbé válni? Annyi embert láttam, ahogy mérhetetlen szabadságot kapott, amikor megpillantotta, hogy mi lehetséges, amikor elengedi az ítéletet. Amikor semmi sem jó vagy rossz, csupán „érdekes", akkor az egész lényük fényesebbé válik, és tudják, hogy úton vannak afelé, hogy visszakapják a szárnyaikat. Ez nem meglepő, mert az ítélet hatalmas teher – átvitt értelemben és fizikailag is.

Az ítélet energiája

Az emberek testében lévő szinte mindegyik betegség, bántalmak vagy fájdalom egy ítéleten – vagy számos ítéleten – alapul, amivel egy adott helyzet kapcsán rendelkeznek. Ez lehet a saját ítéletük, vagy valami olyan, amit igazként vettek be valaki mástól.

A következőképp működik: ahogy felfedeztük, a test az energia nyelvét használja, hogy megpróbáljon kommunikálni velünk, és sokunknak, talán téged is beleértve, rendkívül nehezen ment eddig hallani ezt az energiát. Az energia megszilárdul, hogy megpróbálja felhívni a figyelmünket, míg végül valami olyasmivé alakul, mint a befagyott váll *és aztán* – végre-valahára – érezzük, *és aztán* van merszünk azt mondani, hogy: „Várjunk csak! Ez hogy történhetett?!"

Azt hisszük, hogy a befagyott váll csak úgy hirtelen ott termett, miközben tulajdonképpen ez sok év felhalmozódott energiájának eredménye is lehet, ami mind ítéletből eredt.

Gondolkodj el egy pillanatra az ítélet energiáján.

Gondolj azokra a jó, rossz, helyes, helytelen címkékre, amiket mindenre és mindenkire ráaggatunk. Észreveszed, hogy milyen nehézségük és szilárdságuk van? Olyan, mint a beton, ami épp készül megkötni és megszilárdulni? Ez az az energia, amivel az ítélet rendelkezik.

Nos, fogjuk az *érdekes* energiáját. Képzeld el, ha valami nem jó vagy rossz, csupán érdekes. Tudod mit, hívjuk úgy: *érdekes nézőpont*. Milyen ennek az energiája?

Az „érdekes nézőpont" szépsége az, hogy teljesen kihúzza a szőnyeget az ítélet lába alól. Ezzel teljesen érvényét veszti. Néhány oldal múlva újra rá fogunk nézni eszközként az ítélet elengedésére, most csak vedd észre, hogy mennyivel több teret kapsz, amikor egy személyt, egy helyzetet vagy egy választást érdekesnek látsz.

Valaki nem kedvel téged? Érdekes.

Az a bizonyos helyzet, amikor leégetted magad egy általad nagyra tartott személy előtt? Érdekes.

Valaki szerint borzasztó ízlésed van a lakberendezés terén? Érdekes.

Hát nem ad sokkal több teret az érdekes egy helyzettel kapcsolatban?

Az érdekes nézőpont nem szilárdít meg úgy, mint az ítélet; teljesen más energiája van, és – itt a kulcs: nem fog fájdalmat, bántalmakat vagy betegséget teremteni abban a gyönyörű testedben.

Tudtad, hogy többet kapsz abból, amire az energiádat irányítod?

A tested bizonyos szempontból olyan, mint egy állat, vagy akár egy kupac agyag. Várj! Ne dobd a sarokba a könyvet! Hadd mondjam végig.

A tested – és az enyém! – olyan, mint egy könnyen formálható, édes, kupacnyi agyag, ami itt van, és azt mondja neked:

„Megadok neked bármit, amit akarsz – csak mondd meg, mi az. Készen állok!"

És mit adunk a testünknek? Ítéletet. Megpillantjuk magunkat a tükörben, és azonnal egy adag ítéletet zúdítunk a drága, adakozó testünkre. „Úú, hogy lóg a fenekem. És nézd azokat a szarkalábakat. Kezdek tokás lenni? Mindig is utáltam a combjaimat, annyira hájasak..."

A testünk beveszi az ítélet nehéz és intenzív energiáját, és mivel lelkesen kedvünkre akar tenni és megadni nekünk azt, amit szerinte akarunk, megadja nekünk a lógó feneket, a mélyebb szarkalábakat, a nagyobb tokát és a vastagabb combokat. Akkora intenzitással irányítottuk a testünkre az ítélet ezen energiáját, hogy a test magába szívja, és azt mondja: „Ó, ez az, amit szeretnél? Semmi gond, meg tudom csinálni."

Mennyi ítéleted volt a testedről csak az elmúlt 24 órában? Mindent, ami ez, isten tudja hányszorosan, elpusztítod és nemteremtetté teszed? Helyes, helytelen, jó, rossz, POD, POC, mind a 9, rövidek, fiúk, POVAD-ok és túlontúl.

Ki vagy mi teremti az életedet?

Néhányunknak van egy olyan elképzelése, hogy az ítéleteink és következtetéseink a világról puszta tények, és a világ visszatükröződései. Néhány ember szentül hiszi, hogy amikor valamit jónak vagy rossznak ítél meg, akkor csupán kifejezi azt, amilyennek látja.

Az én nézőpontom az, hogy semmi sem olyan, amilyennek mi megítéljük. Az ítéletünk az, ami megteremti a valóságunkat. Lényegét tekintve a nézőpontunk teremti a valóságunkat – nem pedig fordítva.

Mi van, ha...

A nézőpontod teremti a valóságodat; a valóság nem teremti a nézőpontodat.

Ez az elképzelés mindent megváltoztat. Szeretnéd hallani még egyszer?

A nézőpontod teremti a valóságodat; a valóság nem teremti a nézőpontodat.

Gondolj csak bele egy pillanatra. Találkoztál már olyannal, aki nagyon negatívan szemlélte az életet? Aki gyakran siránkozik, hogy nincs szerencséje, aki elmondja, hogy milyen gyakran beteg, és hogy a dolgok szinte soha nem alakulnak jól számára. És aztán... csupa szerencsétlenségben van része, minden vírust elkap és – minő meglepetés – a dolgok sose alakulnak jól számára.

Mi van, ha ennek az embernek a nézőpontja teremti a valóságát? Ez lehet ennyire pofonegyszerű?

Szerintem igen. Te mit gondolsz? Ha meg tudod engedni az elképzelést, hogy te teremted a világodba a világodat, akkor hihetetlen változások felé tartasz.

Hajlandó vagy visszacsinálni minden ítéletet, ami a testedben és az életedben van... most azonnal?

Az ítélet elengedésére való hajlandóságod a katalizátora az életedet megváltoztató nagyszerűségnek. Amikor létrehozol egy ítéletet, és nem vagy hajlandó azt megváltoztatni, akkor bármilyen probléma vagy korlátozás is van ott, azt a helyén tartod. Amíg az ott van, addig nem tud mást tenni, mint hogy tovább teremti azt a rombolást, amit jelenleg is teremt az életedben. Fájdalmakat, bántalmakat, szomorúságot és szenvedést – hosszú a lista, és általában messze a vége –, amíg egyszer csak már nem. Amíg valami mást nem választasz.

Amikor hajlandó vagy elengedni az ítéletet, futtasd a következő tisztítást. A következő oldalakon sokkal több eszközt is megosztok majd az ítélet elengedésére, de ez nagyszerű kezdésnek – és nagyszerű arra is, hogy megoszd a klienseiddel.

Az összes ítéletedet, amik a rombolást teremtik az életedben és a rombolást a testedben, amikről azt hiszed, hogy nem tudod megváltoztatni, elpusztítod és nemteremtetté teszed? **Helyes, helytelen, jó, rossz, POD, POC, mind a 9, rövidek, fiúk, POVAD-ok és túlontúl.**

Készen állsz, hogy még többet elengedj?

Mi lenne akkor lehetséges?

Kilépni az ítélkezésből: eszközök

Először is: ÁLLJ!

Ez az, ahol elköteleződsz: mostantól kezdve vedd észre, amikor megítéled magad, és hogy milyen gyakran teszed az adott nap során. Fuss végig gondolatban a napodon eddig a pillanatig, és nézd meg: sokszor ítélted meg már magad? Néhány ember számára az ítélkezés már akkor elindul, amikor reggel a tükörbe néz; másoknál még azelőtt, hogy kinyitnák a szemüket.

Íme a küldetésed. A nap hátralevő részében vegyél észre minden ítélkező gondolatot, ami megjelenik neked, rólad, és amint észreveszed, hogy felszínre törtek, egyszerűen mondd magadnak, hogy ÁLLJ.

Nem kell részleteiben felderítened, vagy eltűnődnöd azon, hogy miért történik, vagy mélyre menni benne bármiféle módon – csak add ki magadnak az ÁLLJ parancsot, és folytasd tovább a napodat.

Nagyon sok emberrel megosztottam már ezt az eszközt, és néhányan azt mondták, hogy szeretnek elképzelni egy kezet, vagy egy STOP táblát, vagy valami egyéb képet; néhányan hangosan mondják ki, míg mások csak halkan mondják maguknak. Tedd, ami neked működik, a lényeg csupán az... hogy csináld! Itt egy tisztítás, amit ezt követően használhatsz:

Mindent, ami ez, és mindenhol, ahol ezt bevettem, most elpusztítom és nemteremtetté teszem. **Helyes,**

helytelen, jó, rossz, POD, POC, mind a 9, rövidek, fiúk, POVAD-ok és túlontúl.

Mi van, ha két másodperccel később újra megítéled magad? Egyszerű – mondd újra magadnak, hogy ÁLLJ, és használd a tisztítást további kettő vagy tíz vagy kétszáz alkalommal, ha úgy tetszik. Az elképzelés az, hogy megtörjük a gondolkodási mintát, a szokást, az ítélkezés körforgását, még ha pár másodpercre is. Azáltal, hogy éberek leszünk rá, irányítást szerzünk felette, és aztán utána választhatjuk, hogy kevesebbet csináljuk.

Az éberségben születik meg a szabadságod.

A test nagyszerű hely arra, hogy elkezdjük gyakorolni az ítélkezés kiiktatását, mert ahogy megbeszéltük, nagyon hajlamosak vagyunk ítéletek litániáját hányni a testünkre.

Ha szeretnéd ezt egy lépéssel tovább vinni, akkor kérdezd meg magadtól: *Mi az az öt fő terület a testemmel kapcsolatban, amit folyamatos jelleggel megítélek?*

Aztán amikor észreveszed, hogy megítéled a tested azon részét, legyen az a csípőd, a karod, a hasad, az orrod, a lábfejed – lásd magad előtt a kezet vagy a STOP táblát, és futtasd a tisztítást.

Ennyi! Nem is kell ennél keményebben dolgoznod, mert nem *kell* ennél keményebben dolgoznod ahhoz, hogy tér nyíljon ki az életedben ott, ahol korábban kizárólag összeszűkülés volt.

Ha hajlandó vagy rá, csináld ezt a következő három-öt napban – ameddig kényelmes. Nézd meg, mi történik. Lehet, hogy azt érzékeled majd, hogy ez igazából könnyebben megváltoztatható, mint valaha gondoltad.

A következő szint

Hajlandó lennél azt is észrevenni, amikor „jó" ítéletet mondasz a testedről?

Nem mindenki örül a „jó" ítéletek felszámolásának, és megértem, mert tudom, milyen nehéz tud lenni, hogy az ember jól érezze magát a bőrében ebben a valóságban. Ha neked kényelmetlen érzés használni az ÁLLJ eszközt és a tisztítást a jó ítéletekkel, akkor egyelőre elég, ha csak észreveszed, amikor csinálod, és esetleg feltenni ezt a kérdést: *Mi kellene ahhoz, hogy elengedjek mindenféle ítéletet?*

Ne feledd, éber lehetsz arra, hogy gyönyörű a hajad, definiált a felsőtested, puhák az ajkaid, törődő a természeted, csodálatos a humorod – csupán nem kell ítéletet csatolnod ezekhez a dolgokhoz. Nem kell semmit feladnod. Ha azt választod, hogy használod ezeket az eszközöket, vagy bármit, amit megosztok veled, az soha nem fog a kevesebb felé vezetni téged.

Ezt gyakran mondom, mert igaz: semmit sem veszíthetsz – csak a korlátozásaidat.

Válaszd a hálát

Ha ellenszert keresel az ítéletre, a hálát választva *mindig* megtalálod. Az ítélet egyszerűen sehol nem képes létezni, ahol hála van. Ha hálás vagy az egész testedért, és minden egyes részéért, akkor azt veszed majd észre, hogy nagyon-nagyon nehezedre esik megítélni! Amikor nagyrabecsülést érzel az elképesztő dolgok miatt, amiket a testünk megtesz értünk és velünk, akkor egyre nehezebb lesz rosszul bánnod vele.

Leegyszerűsítve: egy adott helyzetben vagy hála van benned, vagy ítélet. A kettő nem létezik együtt. Amikor a hálát választod, az ítélet távozik, és fordítva is: ha az ítéletet választod, a hála távozik. Nehéz hálásnak lenni valamiért, amiről azt gondolod, hogy nem elég.

Ha választanod kellene az ítélet és a hála között, mi teremtene többet neked és a testednek?

Mit választasz, mi leszel most a testeddel?

Érdekes nézőpont, van egy ilyen nézőpontom

Visszatérve a néhány oldallal ezelőtti beszélgetésünkhöz, ránéztünk, hogy az *érdekes nézőpont* energiája mennyire nagyon különbözik az ítéletétől. Volna kedved használni ezt egy igen gyakorlatias módon, hogy pár pillanat alatt elképesztő változást hozzon?

Gondolj egy dologra az életedben, ami bántott az elmúlt három hétben, és még mindig jelen van, és nyugtalanít. Ez kapcsolódhat egy személyhez, egy eseményhez, egy beszélgetéshez, egy veszekedéshez, egyáltalán bármihez, ami benyomta a gombjaidat. Fogd ennek az energiáját, bármennyire is kényelmetlen.

Most pedig mondd a következőt, úgy, hogy még mindig ott van a kényelmetlen energia: „Érdekes nézőpont, van egy ilyen nézőpontom." Mondhatod hangosan, vagy csak magadban, amelyik tetszik.

Érdekes nézőpont, van egy ilyen nézőpontom.

Vedd észre, mi történik az eredeti energiával, amit előtte előhívtál. Változott egy kicsit? Lehet, hogy úgy találod majd, hogy ami egy pillanattal ezelőtt nagyon nehéz és korlátozásokkal teli volt, könnyebb lett, még ha csak egy kicsit is.

Most csináld meg még egyszer. Ennek az új, könnyebb energiának mondd még egyszer:

Érdekes nézőpont, van egy ilyen nézőpontom.

Még mindig könnyebb? Több tér van körülötte?

Folytasd: Érdekes nézőpont, van egy ilyen nézőpontom.

Annyiszor csinálhatod, amennyiszer szeretnéd, én általában azt veszem észre, hogy csupán három ismétlés teljesen megváltoztatja a körülötte lévő energiát.

Figyelem: függőséget okozhat! És annyira egyszerű.

Amit épp megtapasztalsz, az a totális szabadság tere, a tér az ítéleten túl.

A szépsége abban rejlik, hogy bármire és mindenre használhatod az életedben, és kitörli a körülötte lévő ítéletet. Amikor *érdekes nézőpontból* működsz, akkor nincs helyes és nincs helytelen. Minden az, ahogyan éppen van.

Számomra az *érdekes nézőpont* olyan érzés tud lenni, mintha egy hatalmas megkönnyebbült sóhaj megtestesülése lenne. Béke száll alá, és elkezdek egy másfajta tér lenni a körülöttem lévő embereknek, beleértve azokat is, akiken és akikkel dolgozom.

Gondolj bele: egy pillanatra képzeld magad egy kliens helyzetébe. Inkább egy olyan kezelőhöz mennél, aki rendelkezik vele, *és létezi* az *érdekes nézőpont* energiáját, vagy inkább valaki olyan jelenlétében szeretnél lenni, aki ítélettel és ítéletből működik?

Én tudom, melyiket választanám, és szerintem ez neked is ugyanaz.

Amikor az ítéletmentesség terében vagy ott valakivel, akkor elindul a gyógyító változás.

Gondolj valakire, aki nem ítél meg téged

Hadd tegyek fel neked egy kérdést, egy olyat, amit az elmúlt 20 évben világszerte feltettem tanfolyamokon.

Van olyan az életedben, aki nem ítél meg és nem gondolja azt, hogy bármiben is másnak kellene lenned, mint amilyen most vagy?

Egy pillanatra gondolj most erre a személyre. Milyen az ő társaságában lenni? Nem elképesztő?

Ha nincs valaki ilyen az életedben jelenleg, azt szomorúan hallom.

Tudnál ez a személy lenni magadnak?

Tudnál ez a személy lenni az embereknek, akik hozzád jönnek?

Amikor azt választod, hogy érdekes nézőpontból kezelsz, nem pedig ítéletből, akkor találod meg a klienseket, akiket mágnesként vonzol. Higgy nekem, több foglalásod lesz és nagyobb érdeklődést kapsz, mint amit valaha lehetségesnek gondoltál. Miért? Mert akár tudják a kliensek, akár nem, valaki olyan társaságát élvezni, aki nem ítél meg minket, az egyik fő dolog, amit az emberek ezen a bolygón keresnek.

Ki az az ember az életedben, akit elsőként hívsz, amikor valami nincs rendben? Azt, aki elmondja neked, hogy mennyire rossz választásokat hoztál, vagy azt, aki enged beszélni, és nem kell sok idő hozzá, hogy a világ összes súlya lekerüljön a válladról?

Az a valaki ítéletmentességből működik, feléd való elvárások nélkül, és kivetítések nélkül arról, hogy szerinte kinek kellene lenned.

Mi lenne, ha ez lehetnél a klienseid számára?

Nem lehetetlen – és már megtetted az első lépést, hogy elkezdj ez lenni. Ha gyakorlod az ebben a fejezetben található eszközöket, akkor nagyon ügyesen tudod majd észlelni, amikor bármilyen ítélet a világodba lép – és elengedni azt.

Egy másik lehetőség

A figyelmünk eddig nagyrészt a testünk és az önmagunk feletti ítélkezés elengedésére irányult, ami a legegyértelműbb kiindulási pont.

Mi lenne, ha most kiszélesítenénk a fókuszt, és azt is észrevennénk, amikor más embereket, vagy a választásaikat ítéljük meg?

A könyv írásának pillanatában az emberi történelem épp egy olyan korszakban van, ahol a világ polgárai közül nagyon sokan csalódottak, és mérgesek a politikusokra és a döntéshozókra, akik látszólag uralják a bolygót. Lehet, hogy majd szétvet a düh bizonyos politikai szereplők nevének hallatán, viszont ha tényleg szeretnél változást létrehozni a világban, *és* belelépni az igazi erődbe gyógyítóként, akkor a leghatékonyabb lépés, amit tehetsz, hogy elengeded az ítéleteidet ezekről az emberekről.

Ne feledd: az ítéleted pusztán megszilárdítja azt, ami már ott van.

Lehet, hogy mostanáig azt gondoltad, hogy kizárólag két választásod van abban, ahogyan egy adott eseményre reagálsz:

igazodhatsz és egyetérthetsz, ami a pozitív polaritás,

vagy

ellenállhatsz és reakcióba mehetsz, ami a negatív polaritás.

Most már éber vagy egy harmadik opcióra is: lehetsz érdekes nézőpont – ez az az opció, aminek nincsen polaritása. Nézhetsz egy helyzetet, és egyszerűen felismerheted, hogy mi zajlik. Ez a tér tele van erővel, és ellentétben azzal, amit nagyon sokan vallanak, történetesen az a tér is, ahol a legtöbb változást vagy képes teremteni.

Legtöbben azt tanultuk, hogy harcolnunk kell bizonyos ügyek és igazságtalanságok ellen annak érdekében, hogy változást érjünk el. Azt tanultuk, hogy hacsak nem állunk valamelyik oldal mellé, és lépünk fel a világban látott rossz ellen, akkor semmi sem fog változni, és semmi sem lesz jobb. Ez egy hazugság. Egy nagy hazugság.

Az igazság az, hogy a potenciálunk abban rejlik, hogy azt választjuk, érdekes nézőpont (angolul: *interesting point of view, röviden IPOV – a ford.)* VAGYUNK azon emberek, események és igazságtalanságok kapcsán, amelyeket jobbá szeretnénk tenni. Amikor túllépünk annak szükségén, hogy harcoljunk, és hogy bizonyítsuk, mennyire rossz a másik oldal, akkor sokkal nagyobb eséllyel tudunk változást elindítani. Az IPOV-ként létezés teszi lehetővé számunkra, hogy kinyissuk a teret a lehetőségeknek, amelyben létezni tudnak, és ez az, ahogyan szó szerint a változás terévé válunk. Nem kell többé harcolnunk egy személy vagy egy ügy ellen. Mindössze LÉTEZNÜNK kell.

És nem harcoltál már eleget a korlátozás ellen? Válaszd, hogy az IPOV tere leszel, és az a másfajta világ, amire vágysz, a szemed láttára kezd majd el aktualizálódni.

Az IPOV a platform, amiről a gyógyító rakétád útnak indulhat. Minél közelebb kerülsz a létezés teréhez, annál több változást vagy képes teremteni – gyorsabban és nagyobb léptékben, mint amit valaha lehetségesnek gondoltál.

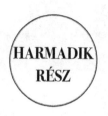

HARMADIK
RÉSZ

A GYÓGYÍTÁS

EGY ÚJ

MÓDJA

Itt az idő a következő szintre emelni az új
éberségeidet?

—

Mi lenne, ha még többet értenél az ajándékból, ami
testsuttogóként vagy?

—

Mi lenne, ha szuperszonikus változást indíthatnál
be az emberek életében azáltal, hogy megengedésben
vagy, hogy jelen vagy bármi energiájával, ami gyengíti
őket, és azáltal, hogy kérdéseket teszel fel?

—

Mi lenne, ha LEHETNÉL a kérdés?

—

És mi lenne, ha valóban ismernéd és értenéd az
ajándékod értékét – és nem félnél befogadni?

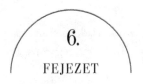

6.

FEJEZET

Kiút az empátiából, az együttérzésből és az odaadásból

Tudod, mi az, hogy empata? Lehet, hogy te is az vagy?

Az empata olyan valaki, akinek megvan a képessége a gyógyításra, ezért bátran ki merem jelenteni, hogy az, aki idáig eljutott ebben a könyvben, empata.

Empataként megvan a képességed arra, hogy változást teremts az emberek testében és életében. Az általad teremtett változás történhet személyes szinten, *és* a bolygó szintjén. Ennyire erőteljes, ennyire törődő, és ekkora ajándék vagy.

Te is érzed, hogy mindjárt jön itt egy „de"? Egy nagyon barátságos „de"!

Az a helyzet az empatákkal – és ez nem kritika, hanem valami olyasmi, amit a megannyi empatával való többéves munkám során figyeltem meg... és mert én is az vagyok! Valójában, amit itt mindjárt megosztok veled, a testsuttogás területének részét képezi – és valami olyan, amit régen magam is csináltam.

Ahogy a 4. fejezetben már ránéztünk, miközben azon igyekszünk, hogy segítsünk enyhíteni mások fájdalmát és szenvedését, rendelkezünk egy olyan kapacitással, hogy azt a szenvedést és fájdalmat magunkra vegyük. Ezt meg tudjuk tenni olyan emberekkel, akikkel törődünk, a kliensekkel, akiket fogadunk, és még idegenekkel is, akiket az utcán látunk, vagy csak elmegyünk mellettük.

Ezt gyakran anélkül tesszük, hogy egyáltalán tudatában lennénk, hogy csináljuk. Lehet, hogy van egy fizikai panasszal érkező kliensed, akinek mondjuk befagyott váll szindrómája van, és nem sokkal a kezelés után elkezd fájni a te vállad is. A vendéged válla amúgy már sokkal jobban van – mert te, miközben igyekeztél segíteni, gondoskodni és gyógyítani – bevetted a saját testedbe az ő fájdalmát és szenvedését.

Ez pszichológiai tünetekkel is megtörténhet. Voltál már valaki olyan társaságában, aki depressziósnak érezte magát, és azt vetted észre, hogy megcsapott egyfajta szomorúság, amely teljesen elárasztott – pont akkor, amikor a másik elkezdte jobban érezni magát? Átvetted a fájdalmát.

Másrészről pedig valami fantasztikus dolgot csinálsz: embereket gyógyítasz! Azok, akik változásért jönnek hozzád, felvillanyozódnak, mert megkapják azt tőled – a hátránya, hogy a változás átmeneti; a fájdalmuk vissza fog térni.

Miért? Mert nem *választották*, hogy elengedik; *te vetted el tőlük*. Habár a törődés teréből tetted, a meghatározó elem az, hogy empátia, együttérzés és odaadás vezérelt. És bár eddig még talán soha nem ismerted fel vagy játszottál el ezzel az elképzeléssel, az empátia, az együttérzés és az odaadás mind felsőbbrendű nézőpontok. Miért? Mert a kezelt személy *fölé* helyeznek.

Amikor empatizálsz vagy együttérzel valakivel, akit fájdalom gyötör, és odaadón megteszel mindent, hogy elvedd azt a fájdalmat – akkor *magadat* teszed a legerősebb szereplővé az interakciótokban. Nálad van a gyógymód, az ellenszer, a gyógyír, és a másik embernek szüksége van rád ahhoz, hogy jobban érezze magát.

Az empátia, az együttérzés és az odaadás igazi természetének megvilágításával egy teljesen más út nyílik meg előttünk a gyógyítás szemléletében, és ez egyáltalán nem arról szól, hogy rosszá tegyen téged azért, hogy empátiából, együttérzésből és odaadásból kezelsz. Tudom, hogy a törődésedből fakad – a helyzet az, hogy azt is tudom, hogy sokkal, de sokkal többre vagy képes. És ez tényleg kizárólag a következőn múlik:

A választás ajándéka

Ismerd fel, hogy a dolgod – és az ajándékod testsuttogóként – az, hogy megerősítsd az embereket, hogy egy másfajta választást hozzanak, és *ez* az igazi gyógyulásuk kulcsa. Te, csupán önmagadként létezve, lehetővé teszed számukra, hogy éberré váljanak egy másfajta lehetőségre.

Nos, az eszközök, amelyek ebben segítségedre lehetnek, folyamatosan érkeznek majd a fejezet során és az egész könyvben, de most elsőként szeretném, ha elkezdenéd felismerni ezt, mert igencsak radikális nézőpontnak számít a gyógyításban – és valami olyan, ami sokkal több változás megteremtését teszi lehetővé: amikor magadra veszed valaki fájdalmát vagy szenvedését, akkor tulajdonképpen elveszed az autonómiáját és az erejét ahhoz, hogy *azt válassza, maga engedi el.*

A választás kulcsfontosságú a gyógyuláshoz; és a klienseid választása az, ami kinyitja az ajtót az ő nagyszerűbb, fájdalommentes életük felé.

Úgy hiszem, egy olyan korszakban élünk, ahol meg kell erősítenünk az embereket. És te, a kapacitásoddal az emberek megerősítésére, hogy valami mást válasszanak, ennek ritka és csodálatos példája vagy.

Biztosan hallottad már az ősi mondást: ne halat adj az éhezőnek, mert azzal csak egyszer lakik jól. Tanítsd meg halászni, és akkor egész életében meglesz a betevője. Ezt csinálod itt: megerősíted az embereket, hogy jól legyenek, hogy boldogok és kiteljesedettek legyenek az egész életükben – nem csak addig, amíg átmenetileg elveszed tőlük a fájdalmukat.

És itt a kulcs: ha valakinek megmutatod, hogy történjék bármi, megvan az ereje a változást választani – szuper. Ha azt választja, hogy nem változtatja meg – az is szuper.

Ez azt jelenti, hogy nem bünteted magad, nem bírálod őt, és nem leszel dühös a világra és adod fel a testsuttogás képességét mindezek igazságtalansága és idegesítő volta miatt, amikor valaki nem választja a tudatosságot és a változást.

Nem a te felelősséged megváltoztatni az embereket. Még akkor sem, amikor valaki olyan fekszik a masszázságyon, akivel törődsz, és akivel kapcsolódást érzel, valaki, akit teljesen megértesz, valaki, akinek nagyon, nagyon szeretnél segíteni. Az, hogy magadra veszed a problémáját, nem fog működni – soha.

A te ajándékod az, hogy arra inspirálod az embereket, hogy maguk válasszák a változást.

Röviden: nem rólad szól. Oly sok tehetséges gyógyítót láttam beragadni az ítélkezés körfogásába, amikor a klienseik nem választották a változást. Őszintén szólva túl sokszor is. Ha ez ismerősen hangzik, akkor futtasd ezt:

> *Mindent, amit azért tettél, hogy megteremtsd a rosszaságodat gyógyítóként, a rosszaságodat olyan valakiként, aki változást facilitál, és a rosszaságodat valaki olyanként, aki nem tud ebből eleget tenni elég embernek elég rövid idő alatt, hogy tényleg megváltoztassa a világot úgy, ahogyan tudod, hogy lehetséges, elpusztítod és nemteremtetté teszed?* **Helyes, helytelen, jó, rossz, POD, POC, mind a 9, rövidek, fiúk, POVAD-ok és túlontúl.**

Nagyon frusztráló tud lenni, amikor tudod, hogy valakinek képesnek kellene lennie választani valamit, és azt választja, hogy nem teszi, de ha leválasztod magadat ennek érzelmi oldaláról – *ennek felsőbbrendűségéről* –, akkor sokkal több könnyedséggel és hatékonysággal kezelsz majd. Többé nem kell feláldoznod magadat azért, hogy rávegyél másokat a változásra, és többé nem kell mások fájdalmát bevenned a saját testedbe csupán azért, hogy megkönnyebbülést hozz nekik.

Mindössze annyit kell tenned, hogy mutatsz nekik egy lehetőséget a fájdalmon túl, pusztán a lényed által. És mutatsz nekik egy lehetőséget a szenvedésen túl azáltal, hogy lehetővé teszed számukra, hogy tudják, ennek nem kell tovább így lennie.

Íme, hogyan: LÉTEZD az energiát

Az ajándékod az, hogy ítéletmentesen vagy jelen a klienseiddel, a teljes törődés teréből, és hogy látod bennük a zsenialitást és a szépséget. Legyél ott a létezés egy tereként, amely teljesen sebezhető. Legyél hajlandó végighaladni bármilyen megpróbáltatáson és nehézségen, amin keresztülmentek vagy amit jelenleg tapasztalnak. Legyél egy nagyszerűbb lehetőség forrása, és támogasd és tápláld őket, hogy felismerjék, megvan az erejük a választáshoz.

Ha így vagy jelen az emberekkel, az olyan változást teremt, ami semmi általam ismerthez nem fogható. Olyan dolgok változnak meg az életükben, a testükben, a világukban, a pszichéjükben és pszichológiájukban, ami korábban lehetetlennek tűnt. És ez mind abból fakad, hogy nem empátiából, együttérzésből és odaadásból kezelsz, hanem azt választod, hogy annak ébersége vagy, hogy mindent le tudnak győzni.

Azokat, akiken dolgozol, lásd akként a nagyszerűségként, amit ők nem képesek látni magukban. Ez nem arról szól, hogy szavakkal kimondd – ez egy tér a szavakon túl. A szavakat, főként a bókokat, amúgy is oly gyakran visszautasítjuk. Ehelyett *létezd* azon éberség energiáját, hogy mennyire nagyszerűek. És ezzel egyidőben *létezd* minden dolog energiájának éberségét, amin te magad eddig túljutottál.

Amikor minden olyan dolog energiájának ébersége vagy, ami igazán lehetséges, akkor megadod az erőt a klienseidnek, hogy megmozdítsák és megváltoztassák az egész világukat. A mozdulások és a változások, amelyek teremtésére képessé teszed őket, abszolút fenomenálisak – néhányan talán még csodálatosnak is hívnák.

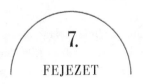

7.

FEJEZET

Káosszal gyógyítani

Amikor arra gondolsz, hogy a betegség miként hat a testre biológiai szempontból, milyen kép jut eszedbe?

Amikor vizualizálod, ahogy egy betegség vagy vírus megfertőzi a szerveket, a csontokat, a sejteket, olyan benyomásod van, mintha a test valamiféle módon támadás alatt lenne? Mintha valami engedetlen rendbontó zavarná épp meg a szabályos rendszert?

Ha igen, akkor ez azért van, mert ez az általános közmegegyezés, és ez az a nézőpont, amit az orvoslást gyakorló és a betegségeket kutató szakemberek többsége magáénak vall. Olyan mértékben tettük magunkévá ezt a nézőpontot, hogy amikor egy vírus vagy fertőzés vagy egyéb betegségek, mint például a rák hatásairól beszélünk, akkor gyakran olyan nyelvezetet használunk, ami azt az érzetet kelti, hogy valami kaotikus dolog zajlik, valami olyasmi, ami megzavarni készül a fennálló rendet és a testünk békéjét.

Én is bevettem azt a nézőpontot, hogy *a káosz rossz, a rend jó.* Ezek az általánosan bevett hiedelmek formálták a megértésemet a betegségek természetéről a felnőtt életem legnagyobb részében. Tulajdonképpen csak az elmúlt öt évben kezdtem el hozzáférni ahhoz az éberséghez, hogy valami más megy ilyenkor végbe, és nagyon örülök, hogy ezt megoszthatom veled, mert őszintén szólva – mindent megváltoztat.

Mivel érdekelt a tudatosság és a nagyszerűbb lehetőségek, szent meggyőződésem volt, hogy az én dolgom az, hogy rendet hozzak ezen világ káoszába. Az volt az elképzelésem, hogy a rend hozza el a békét, míg a káosz felfordulást, zűrzavart és pusztítást okoz.

És aztán... fellebbent a fátyol, és egy teljesen új éberséget kaptam:

A káosz egy teremtő erő, amely a változás egyik fő katalizátoraként szolgál.

A káoszban lakozik a szabadság és a lehetőség.

Nos, amikor először belépett a világomba ez az éberség, kissé kisült az agyam. Te is észrevetted, hogy gyakran ilyenek azok a dolgok, amik megpiszkálják a hiedelmeinket? Aztán amikor elkezdtem ezt a kezeléseimben intézményesíteni, minden változásnak indult.

Tehát, hogyan érkezett ez meg a világomba?

Ahogyan az gyakran lenni szokott: egy kérdéssel, illetve ebben az esetben – sok-sok kérdéssel. Körülbelül öt évvel ezelőtt volt egy bizonyos kliensem, és nagyon nehéz volt az energia ezzel az illetővel. Nagyon-nagyon nehéz, és nagyon-nagyon szilárd.

Egyszerűen képtelen voltam eljuttatni őt egy olyan térbe, ahol ezt fel tudta volna oldani, és nagyon zavart a dolog.

Elkezdtem kérdezni: *Vajon mi kellene ahhoz, hogy ez megváltozzon?*

Ez a kérdés egyébként nagyszerű eszköz azoknál az embereknél, akiknél a közös munka során azt tapasztalod, hogy a változás igen nehezükre esik. Még vissza fogunk térni erre a kérdésre – és másokra is – néhány fejezet múlva, amikor közelebbről vizsgáljuk majd azt az elképesztő változást, amit a kérdések tudnak elindítani a klienseinknél.

Épp Garyvel beszéltük át ezt a helyzetet, ahogy gyakran szoktuk, és megosztottam vele az ezzel kapcsolatos frusztrációmat. Többek között ezek a kérdések jöttek elő: *Vajon mi kellene ahhoz, hogy ez megváltozzon? Vajon mit kellene kérdeznem ettől az illetőtől? Vajon minek az éberségét kellene megkapnia?*

Azt már tudtuk, hogy mindenhol, ahol valaki nem tud változni, legyen az valamilyen betegség, depresszió, egy fix nézőpont a pénzről, egy fix nézőpont a kapcsolatokról, vagy egy fix nézőpont bármi másról az életében – ott olyan mértékben rendezte létezésbe a valóságát, hogy az már nem mozdítható.

És addig nem is volt az, amíg egy kérdés révén tovább nem léptünk ezzel az éberséggel: „Ha ez rend, mi kellene ahhoz, hogy változás történjen?", és egy pillanat alatt jött a szó:

Káosz.

Annyira könnyű volt.

Annyira könnyű volt, hogy nem tudtam letagadni, és annyira könnyű volt, hogy nevetni kezdtem. Illetve inkább kuncogni. Rájöttem, hogy a felnőtt életem jelentős részét azzal töltöttem, hogy próbáltam rendet teremteni a világban és az emberek testében, miközben a káosz a kulcsfontosságú elem, ami lehetővé teszi a szabadságot és a lehetőségeket.

Ez az egy éberség nagyon sok könnyedséget hozott a világomba, és megváltoztatta a szemléletemet az akkori klienseimmel való viszonyomban. (És nagyon sok nem-kliens viszonyomban is.)

Ismered azt, amikor elkezded más szögből szemlélni a dolgokat, és elkezded látni az összes olyan helyet, amire ez az új éberség vonatkozhat? Megláttam, hogy minden olyan helyzet a klienseimmel, ahol el voltam akadva, és nem voltam képes hozzájárulni a változáshoz, a rendben gyökerezett. És aztán ránéztem, hogy az addigi változások a klienseknél, amikhez hozzájárultam, legyen szó bármiféle elakadásról és fásultságról fizikailag, érzelmileg, pénzügyileg, a kapcsolatok terén vagy a testükkel, ott mindegyik ilyen alkalom, amikor változást teremtettünk, a káosz becsepegtetésével jött létre.

A káosz teremt

Nagyon sok ember a káoszt tévesen a zűrzavarral azonosítja, ami szerintem egyáltalán nem ugyanaz. A zűrzavar romboló erő, ami mindig *kevesebbet* teremt az emberek világában.

A káosz teremtő erő a változáshoz, ami mindig *többet* teremt az emberek világában. Jelentős különbség, és hatalmas felfedezés tud lenni.

Pár évvel ezelőtt hurrikán sújtotta a környéket, ahol élek, és a víz közel egy méter magasan állt a házamban. A hurrikán benne volt a nemzetközi hírekben is. Nagyon sok hírcsatorna, a szomszédaim, az aggódó barátaim és családtagjaim véleménye szerint ez a hurrikán *teljes káoszt hagyott maga után*. Házakat rongált meg, villanyvezetékeket szakított le, üzleteket vitt csődbe.

Határozottan okozott fejfájást számomra is, és a takarítás és a helyreállítás sok odafigyelést és energiát igényelt tőlem.

Azonban a felújítás eredményeként *az otthonom nagyszerűbbé vált*. Olyan átalakításokat volt lehetőségem megcsinálni, amikbe sose vágtam volna bele, ha nincs ez a kényszerítő erő. Teljesen új és friss színben láttam az otthonomat – és a káosz révén pont ez történik: *megteremti a teret a változásra, még ha elsőre azt a változást nem is tárt karokkal várjuk*. Az a helyzet a változással, hogy *mindig meghívást jelent. És mindig megújít, és mindig van lendülete – pont úgy, ahogy a káosznak*.

Testsuttogókként az a dolgunk, hogy helyreállítsuk a mozgást az emberek világában a káosz formájában.

Ahhoz, hogy ezen éberség következő rétegét kibontsuk, nézzünk rá közelebbről mind a rendre, mind a káoszra.

Közelkép a rendről

Minden ítélet rend. Minden gondolat, minden érzés, minden érzelem, minden fix nézőpont. Minden kivetítés, minden elvárás, minden elkülönülés és visszautasítás. És amikor a kivetítéseink és az elvárásaink nem teljesülnek, és utána megítéljük magunkat és másokat és az egész világot: ez rend, rend, rend.

Amikor bármit megítélsz, ott semmi nem tud az éberségedbe lépni, ami nem illik ahhoz az ítélethez. Amikor megítélsz valamit, akkor csak egy dologként vagy hajlandó látni azt, egy sziklaszilárd, nehéz dologként, ami nem képes mozdulni vagy változni.

Ez nem jelenti azt, hogy nem létezik valami azon túl, hanem azt, hogy mindössze azt vagy hajlandó látni, ami passzol az ítéletedhez és passzol az ítéleted helyességéhez.

Bármikor, amikor igazad kell legyen, akkor a rendet építed. Bármikor, amikor eldöntöd, hogy tévedsz, akkor a rendet építed. Bármikor, amikor fenn kell tartanod a nézőpontod helyességét vagy a nézőpontod helytelenségét – akkor a rendet építed.

Milyen energiát érzékelsz amúgy a rend elképzelése kapcsán? Nehéz érzet tölt el, vagy könnyű? Szilárd, vagy teres?

És mi a helyzet a káosszal? Amikor eltávolodsz attól az elképzeléstől, hogy a káosz erőszakos vagy pusztító, jobban érzékeled a hozzá kapcsolódó lehetőséget, teret és szabadságot?

Közelkép a káoszról

Számomra az változtatott meg mindent, amikor felismertem, hogy a tudatosság valójában káosz.

A káosz nem más, mint mozgásban lévő tudatosság.

Egy pillanatra gondolj a természetre: a fákra, a növényekre, a gombák bámulatos rendszerére az erdő talaján és alatt. Gondolj a mohára, a fűre, az első tavaszi nárciszokra. A hegyvonulatokra, a tavakra, a vulkánokra, a tengerre. Idézd fel a természet világát az elmédben. Érezd a testedben.

Van benne intenzitás?

Van benne káosz?

A természetben van káosz, és a rend lehető legkisebb elemével létezik együtt. A káosz szükségszerű és elengedhetetlen a természet számára, csak éppen soha nem uralja vagy fékezi a rend. Mi, emberek vagyunk azok, akik hajlamosak vagyunk túl-rendezni a természetes káoszunkat.

Az állatok a káoszból működve képesek folyamatosan mozogni és változtatni az állandóan változó környezetükben. Megint csak, jelen van a rend, és ismételten minimális mennyiségben a káoszhoz képest. A rend tartja egyben a testüket, ahogyan mondjuk egy fa, az óceán vagy egy vulkán káoszát is egy csepp rend tartja egyben.

Hát nem gyönyörű, amikor így nézi az ember?

Ha többet szeretnél, nézz az égre: a csillagok, a bolygók és a sötét energia, amit bevallottan a tudósok sem értenek teljesen. A Nap folyamatosan hozza létre a saját energiáját: egy csodálatos példája annak, ahogyan a rend összetartja a káoszt.

Mi van, ha te és a tested pont annyira kaotikus, mint a természet, az állatok, a Nap?

És lehet ez egy gyönyörű, felvillanyozó dolog?

Annak energiája, hogy... életben vagy

Úgy hiszem, a káosz a természetes állapotunk. Biztos vagyok benne, hogy amikor kisbaba vagy kisgyerek voltál, és először kezdted el felfedezni a világot, azt egy természetesen kaotikus állapotból tetted – akár fizikailag, egy csomó energiával, hogy futkározz, ugrálj, játssz, hogy megérints, kipróbálj és megízlelj dolgokat – akár a képzeleted világában, ahol a kíváncsi természeted eljátszott különböző ötletekkel, történetekkel és elképzelésekkel, és rengeteg kérdést tettél fel.

Mi lenne, ha újra ilyenek tudnánk lenni? A káosz, az épp megfelelő mennyiségű renddel az, ami működésben tart minket ezen a gyönyörű bolygón.

Ez az energia, az életben levés ilyen intenzitása, rendkívül kaotikus energia – *és tudatos energia* –, mert a kisgyerekek nem csatolnak nézőpontot semmihez.

Hova tűnt belőlünk a káosz?

Hiába vagyunk természetünkből fakadóan kaotikusak, ebben a valóságban ez a káosz egy olyan testben lakozik, amelyhez egy elme is tartozik. Még mindig ott van, csak lehet, hogy tompán, megfogyatkozva, és a kinti világból szüntelenül ránk zúduló rendezett nézőpontok által elhallgattatva.

Mostanra a legtöbbünk javarészt szilárd, itt-ott néhány kaotikus folttal. Mik ezek a kaotikus foltok? Azok a pillanatok, amikor úgy érzed, hogy igazán rendelkezel az önmagadként létezés örömével. Mondjuk felszabadultan nevetsz, bolondozol, vagy épp nyugodt és higgadt vagy – mindannyiunk számára máshogy néz ki. Ami közös ezekben, az a könnyedség és a kapcsolódás gyönyörű érzete azzal, aki igazán vagy.

Ez milyen érzés számodra? Meg tudod engedni magadnak, hogy egy kicsit kaotikus legyél?

Mindent, ami nem engedi, hogy annyira kaotikus legyél, amennyire igazából vagy, mert eldöntötted, hogy az rossz, és azt mondták neked, hogy az rossz, ezért eldöntötted, hogy soha többé nem leszel az, főleg, mert gyógyító típusú ember vagy, aki soha nem akar semmi rosszat tenni senkivel, és eldöntötted, hogy ha kaotikus lennél, az rossz lenne, ahelyett, hogy felismernéd, hogy a káoszod lehet a legnagyszerűbb ajándék, amit adni tudsz mindenkinek, akit valaha ismertél, mindenkinek, akivel valaha találkoztál és mindenkinek, akit valaha kezeltél, mindent, ami ez, elpusztítod és nemteremtetté teszed? **Helyes, helytelen, jó, rossz, POD, POC, mind a 9, rövidek, fiúk, POVAD-ok és túlontúl.**

Hol jössz a képbe te, mint testsuttogó?

A következő fejezetekben találsz majd eszközöket, kérdéseket és javaslatokat a káosz bevezetésére a kezeléseidnél. Most szeretném, ha csupán érzékelnéd a káosz energiáját, és azt, hogy mit képes teremteni benned és az emberekben, akikkel dolgozol.

Az egyik legnagyobb ajándékod testsuttogóként az, hogy újra bevezeted a káoszt azokba a rendszerekbe, amik túlságosan rendezettek – végtére is minden betegségfolyamat a renden alapul.

A rend az a lassúság, amit a test azon részén érzékelsz az embereknél, ahol fájdalom, merevség vagy betegség van jelen. Ez az a lassúság a depressziós vagy szomorú embereknél. Ez az a lassúság, ami a káosz, az energia ezen természetes áramlásának és mozgásának hiányában dominál.

Amikor a káoszt újra bevezeted a gyógyító teredbe, akkor az általad létrehozott változás nem lineáris. Messze túlmegy az A + B = C stílusú munkamódszeren a kliensekkel.

A káoszban egy molekula változása egy egész univerzumnyi lehetőséget képes teremteni. A káoszban egy kérdés képes kinyitni egy totálisan más világ éberségét, ami elérhető lehet.

Míg a rend a lehetőségek pusztításához vezet, a káosz a rend pusztításához vezet *és* a lehetőségek növekedéséhez.

Azáltal, hogy újra bevezeted a káoszt azokra a helyekre, ahol rend van, észreveszed majd, hogy az emberek teste szabadabban kezd el mozogni. Látni fogod, ahogy az érzelmi képességeikben egyre rugalmasabbak, így pedig érzelmileg sokkal könnyedebbek lesznek. Az is feltűnik majd, hogy újra elkezd megjelenni bennük az öröm, a tér és a szabadság érzete.

A káosz állandó mozgás és állandó áramlás fix nézőpont nélkül, a helyes vagy helytelen, jó vagy rossz ítélete nélkül, ez csupán az energia áramlása.

Hát nem izgalmas? Hát nem felszabadító?

Emelem poharam rád, a káoszra és a tudatosságra – és a lehetőségekre, amiket mi, együtt, teremteni tudunk!

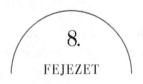

8.

FEJEZET

Kongruencia

Hányszor tapasztaltál már ilyet, vagy valami nagyon hasonlót? Találkozol egy ismerősöddel, akivel nem vagy közeli viszonyban, mondjuk egy kollégával egy nagyobb ünnep után, mint a karácsony vagy a szilveszter, vagy a nyári szabadsága után egy mesés helyen, mint például Hawaii, és megkérdezed tőle, hogy milyen volt. Azt mondja, hogy: „Ó, csodálatos volt!", csakhogy nem vagy biztos abban, hogy tényleg ez az igazság. Egy dolgot mond a szavaival, miközben az energiája egy másik történetet mesél.

Ha megkérdeznéd tőle, hogy: „*Tényleg* csodálatosan érezted magad?", akkor lehet, hogy kissé meglepetten nézne rád, de valószínűleg mondaná ugyanazt tovább, hogy: „Igen, tényleg!"

Ha kíváncsi (vagy kicsit csintalan) kedvedben vagy, akkor újra felteheted a kérdést, és lehet, hogy ez alkalommal azt látod majd, hogy meginog – vagy teljesen összeomlik – és kiböki az igazságot: „Nem, szörnyű volt! A bátyám elhozta az új barátnőjét, aki *annyira goromba* volt velem, és senki nem szólt semmit, és az apám faragatlan volt a felszolgálókkal, és annyira kínos volt, és tudod mit? Valamiért nem passzolok abba a családba, és igazából nagyon egyedül érzem magam, amikor velük vagyok, és..."

Azta! És csak néhány kérdés kellett ahhoz, hogy megkapargassuk a felszínt, és el is jutottunk alatta a szavakon túli igazsághoz.

Nem azt mondom, hogy ezt most minden alkalommal csináld meg, amikor összefutsz egy baráttal vagy ismerőssel – teljesen rendben van, ha elfogadod az első választ. Biztos vagyok benne, hogy már te is mondtad másoknak, hogy minden oké, amikor nem volt az, mert az adott pillanatban nem akartál egy intenzív beszélgetésbe kezdeni a családi drámátokról az ebédszünetben.

A lényeg, hogy ez megmutatja, milyen gyakran nem passzol az, amit *a szavainkkal* mondunk, és amit *az energiánkkal*: a kommunikáció ezen két formája nagyon gyakran egyszerűen nincs összhangban, nem kongruens.

Testsuttogóként a munkád során észre fogod venni, hogy az emberek sokszor eljönnek hozzád, és elmondják *verbálisan*, hogy miért kértek időpontot, és min szeretnének a segítségeddel változtatni, míg *energetikailag* valami mást mondanak.

Ami a csavar ebben az egészben, hogy a klienseink nem mindig tudják, hogy amit mondanak, az igazából nem mindig ugyanaz, mint amit kérnek. Nem szándékosan vezetnek minket félre vagy takargatnak valamit, egyszerűen nem látják még tisztán, hogy igazából miért jöttek el hozzánk.

A felszínen úgy tűnhet, hogy igen, és lehet, hogy ott állnak előtted, és olyanokat mondanak, hogy: „Szeretném, ha enyhítenéd a vállfájdalmamat", vagy: „Segítségre van szükségem az önbizalmammal", vagy: „Nagyon szeretnék jobb kapcsolatot kialakítani az anyukámmal". És mivel azt gondolod, hogy ezzel megkaptad a szükséges információt, azt hiszed, hogy szabad az út, és nekilátsz ezeken dolgozni.

És aztán... a kezelés után ott ez a kínzó érzés, hogy nem tettél meg érte mindent, amit megtehettél volna, és tudod, hogy ő is így érzi. Habár *valamivel* boldogabban távozik, *valamivel* könnyedebben, valahol mélyen tudod, hogy nagyjából 50%-át facilitáltad annak a változásnak, amit teremthettél volna neki.

Ingoványos talaj ez a testsuttogónak: ha nem vagy éber arra, hogy a kliensed nem volt összhangban a kérésével, önmagad rosszaságába mész, miközben az igazság az, hogy csupán nem tudtad kezelni az igazi baját vagy teljesíteni a valódi kérését – mert ő maga sem ismerte ezt még fel.

Az van, hogy sok ember nincs összhangban azzal, amit igényel, mert az egész életét úgy élte le, hogy a vágyait más emberek vágyai köré építette, és más valóságokat hitt sajátjának. Nagyon be tud zavarni, amikor valaki olyat kell kezelned, aki alapvetően nem éber arra, hogy egy álarc mögött él, és nincs kapcsolata azzal, amire neki és a testének szüksége van. Az, amiről azt hiszi, hogy akarja, szemellenzőként áll útjában egy sokkal nagyszerűbb valóságnak, ami egyébként az övé lehetne.

Itt lépsz a színre... te!

Tudd, hogy az univerzumnak tökéletes az időzítése. A tudatosságnak tökéletes az időzítése.

Az az illető ott van a masszázságyadon, azon a bizonyos napon és abban a bizonyos időpontban, kifizette azt az árat, amit kérsz, és azt választotta, hogy hozzád jön el, és senki máshoz. El tudod őt juttatni valahova, adni tudsz neki valamit, amire senki más nem képes. És az az utazás akkor kezdődik, amikor kongruenssé teszed őt azzal, amit épp kér tőled.

Ne feledd, hogy könnyen lehet, hogy te vagy az első ember, aki ezt megteszi neki, és ha semmi többet nem tennél, mint hogy segítesz neki tisztába kerülni azzal, amit valójában kér, már az is hatalmas ajándék lenne – mert amint képes ezt látni, vagy érzékelni, vagy tudni, akkor el tudja kezdeni megváltoztatni a jelenlegi helyzetét, és valami mást teremteni. És ez az, amiért hozzád jött – mert megvan a kapacitásod arra, hogy *lásd* őt.

A szenvedés egyik legnagyobb oka a bolygón jelenleg az, hogy nagyon sok embert nem lát senki igazán. A hajlandóság, hogy felfedezzük valaki világát azt jelenti, hogy *belemegyünk a világába*, jelen vagyunk vele, eléggé jelen ahhoz, hogy azt mondjuk: „Hé, tudod mit? *Tudom*, hogy tudod, hogy lehetséges valami más. Tudom, hogy *tudom*, hogy lehetséges valami más. Gyere, tegyük meg, amit tudunk azért, hogy ezt együtt létrehozzuk."

Ez milyen érzés számodra? Van arra esély, hogy a klienseid kongruenciájának hiánya eddig útjában állt annak, amit valójában tenni és teremteni tudsz értük? És ha igen, akkor volt már, hogy félreértelmezted ezt a saját kudarcodként?

Mindent, amit azért tettél, hogy ezen buktató alapján rosszá tedd magad, az alapján, hogy nem hoztad valójában összhangba a kliensedet azzal, amit kér, mielőtt nekiláttál volna azt teljesíteni, elpusztítod és nemteremtetté teszed? **Helyes, helytelen, jó, rossz, POD, POC, mind a 9, rövidek, fiúk, POVAD-ok és túlontúl.**

Annyira örülök, hogy meg tudom osztani veled ezt az éberséget, mert komolyan, mielőtt ráébredtem a kongruencia fontosságára, az őrületbe kergettem magam az agyalással, hogy bizonyos vendégeim miért nem tapasztalják meg a változás azon szintjét, amit annyira meg szerettem volna adni nekik.

Olyanok jártak a fejemben, hogy: *Nos, ez az illető azt mondta nekem, hogy szeretne jobb kapcsolatot az anyjával, és minden létező eszközömet bevetettem, hogy segítsek neki ebben, és tudom, hogy ezek az eszközök több száz embernek teremtettek már változást – nála miért nem változik?*

Elkezdtem ránézni, hogy: *Mit kell tennem? Minek kell lennem? És mit kell megváltoztatnom ahhoz, hogy ennek a kliensnek, és az összes kliensemnek megadjam nemcsak azt, amit kér, hanem még annál is többet?*

Ekkor jött az az éberség, hogy két dolgot kell figyelembe vennem, amikor egy vendégem elmondja nekem, hogy mit remél a kezeléstől:

Hajlandó rendelkezni azzal, amit kér?

És:

Most van itt az idő számára, hogy övé legyen, amit kér?

Rá kellett jönnöm, hogy amikor egy ember szavainak tartalma nem passzol az energiához, amit érzékelek, miközben kimondja ezeket a szavakat, akkor mindkét fenti kérdésre „nem" lesz a válasz: vagy nem hajlandó rendelkezni azzal, amit kér, vagy nem most van itt az idő számára, hogy rendelkezzen azzal, amit gondol, hogy kér. Az is előfordulhat, hogy amiről az emberek *azt hiszik*, hogy kérik, az nem az, amit igazán kérnek.

Ezzel az új éberséggel már láttam, hogy még ha a kliens jobb kapcsolatot akart is az anyukájával hosszú távon, nem ez volt az, amiért én ott voltam vele abban a pillanatban. Ott és akkor egyéb vágyakkal és igényekkel kellett először foglalkoznunk. Ez az egyszerű változtatás az éberségemben azt jelentette, hogy képes voltam segíteni ennek a vendégnek azzal, amiért ténylegesen ott volt, aminek hatására érzékelte, hogy valami dinamikusan megváltozott, még ha nem is az, amire azt MONDTA, hogy szeretné.

Honnan tudhatod, hogy összhangban van-e, és mikor van összhangban a kliensed a kérésével?

Megkérdezed! De az csak az egyik fele. A kulcs az érzékelésben van. Nézzünk rá erre közelebbről.

Kérdezz... és érzékelj

Ahhoz, hogy megtudd, mit hajlandó egy adott személy megkapni tőled a kezelés során, kérdezd meg őt – és aztán érzékeld az energiát. Aztán lehet, hogy újra meg kell kérdezned, és újra érzékelned. Aztán újra.

Míg a kérdés a befelé vezető út, a kérdés nyomán felbukkanó energia érzékelése az, amiből megtudod, hogy amit az illető mond, vajon az-e, amit tényleg akar és amire készen áll.

Tisztában vagyok vele, hogy ez kissé megfoghatatlanul hangozhat, főleg, ha új neked az energiával való munka – ezért mindjárt konkrétabban is kifejtem, és adok neked néhány példát arra, ahogy ez számomra működik.

Elsőként hadd próbáljam meg szavakba önteni, hogy milyen az, amikor a kliens szavai *passzolnak* az energiához.

Összeáll a kép. Amolyan *aha*-érzés. Képzeld el, ahogy két olyan zenei hangot hallasz, amik hamisak, nem illenek össze, és nem hangzanak jól együtt. Teljes disszonancia. Bántják az ember fülét.

És aztán... amikor két olyan hangot hallasz, amik kiegészítik egymást, azok valami teljesen mást teremtenek, annak van értelme, helyesnek érződik – *harmonikus.*

Ez a kongruencia – és ilyen az, amikor az energia passzol a kéréshez.

Számomra az általam érzékelt energia kiterjed. Van benne egyfajta könnyedség, és azt érzékelem, hogy bele is vághatok a közepébe, és elkezdhetek dolgozni. Ez egy izgalmas és felemelő pillanat – mintha az univerzum elsütötte volna a rajtpisztolyt, és azt mondta volna: „Rendben, gyerünk, Dain, gyerünk!"

A nyitott kérdés szépsége

Ahhoz, hogy amennyire lehet, már a kezelés elején elérd ezt a harmóniát, ezt a kongruenciát, azt javaslom, hogy kezdésként tegyél fel a kliensednek egy nyitott kérdést – azaz egy olyat, ami az igen vagy nem válasznál többet tesz lehetővé.

Még akkor is, ha az azt megelőző héten találkoztatok, és segítettél neki enyhíteni a derékfájdalmát, ha azzal kezded, hogy: „Nos, ma is a derékfájdalmon dolgozunk?", akkor egy zárt kérdéssel indítasz, ami csak igen vagy nem válaszra ad neki esélyt, és nagy valószínűséggel azt fogja mondani, hogy igen. És közben lehet, hogy amit igazán igényel vagy szeretne tőled ezen a kezelésen, az teljesen különbözik attól, amit az előző alkalommal kért.

Az olyan nyitott kérdések, mint: „Min dolgozzunk ma?", vagy akár annyi, hogy: „Nos, hogy vagy?" megadják a kliensednek az esélyt, hogy már a kezelés legelején megnyílhasson, és többet osszon meg veled. Lehet, hogy ami a száján kijön, még mindig nem kongruens azzal, amiért hozzád jött – de azáltal, hogy elkezded a beszélgetést, egy olyan tér nyílik meg, ahonnan el tudtok indulni afelé, amiért felkeresett.

Személy szerint én ezt használom: „Ha bármit megkaphatnál ettől, mi lenne az?"

Gary egy egyszerű „Na, mi a helyzet?" kérdéssel kezd, ami egy nagyszerű módja annak, hogy rávegye az illetőt, hogy beszéljen az életében zajló dolgokról, és ez elvezeti őt egy éberséghez arról, hogy vajon mit is szeretne.

Úgy fogalmazd meg a saját kérdésedet, ahogy neked működik; játssz vele és nézd meg, mi jön. A te dolgod az, hogy kérdezz és érzékelj – és nézd, ahogy elkezd kinyílni a világuk, amint elvezeted őket ahhoz, ami lehetséges lehet.

A gyakorlatban: Kérdezz és érzékelj

Hadd vezesselek végig egy példán, ahogyan a kérdezz és érzékelj nekem működik. A néhány oldallal ezelőtti példát fogjuk folytatni: a hölgy, aki elmondja nekem, hogy szeretne jobb kapcsolatot az anyukájával.

A találkozásunk elején megkérdezem: „Ha bármit megkaphatnál ettől, mi lenne az?", és azt mondja, hogy: „Szeretnék jobb kapcsolatot az anyukámmal."

Nos, míg verbálisan ezt mondja, energetikailag nagyon kevés dolog jön. Érzékelem az energiát, és semmi sem tágul. Semmi sem könnyű és nagyon kevés mozgás van.

Ez számomra annak a jele, hogy nem ez az, amiért ezen a bizonyos napon eljött hozzám. Miközben az anyukájával való jobb kapcsolat lehet olyasmi, amire vágyik, nem azért vagyok ma itt, hogy ezen dolgozzak vele. Vagy nem hajlandó még arra a javuló kapcsolatra, vagy számára ehhez nincs még itt az idő.

Megkérdezem: „Mi más?", és azt mondja: „Hát, szeretném megváltoztatni a pénzügyi helyzetemet." És az energia, amit érzékelek, újfent korlátozott; kicsi a tér.

Megkérdezem: „Mi más?", és ez alkalommal olyan, mintha a kulcs fordulna a zárban, és azt mondja: „Tudod mit? Amit igazán szeretnék, az az, hogy *szabad* legyek. Szabad akarok lenni az összes szükségtől és az összes korlátozástól, és annak elképzelésétől, hogy ha megkapom valaki más jóváhagyását, az majd működővé teszi az életem. Szeretném tudni, hogy magam is meg tudom csinálni."

Hirtelen az energia egy homokszemből átalakul egy egész kozmosszá, és – bumm – tudom, hogy valami olyanra tapintottam, amit ténylegesen facilitálni tudok. Aranyat találtunk, és van most valami, amit én egyedileg ajándékozni tudok neki, és ekkor a kezelés elindul, és teszem a dolgom.

Az én munkám energetikai; a tiéd talán nem az. De ha a kérdésekkel indítasz, hogy eljuttasd a klienseidet egy olyan térbe, ahol hajlandóak felfedni, hogy *miért* vannak ott nálad, akkor azonnali változást hozol létre a valóságukban azáltal, hogy megnyitod őket arra, ami valójában lehetséges, még azelőtt, hogy elkezdenél rajtuk dolgozni.

Az univerzumod interakcióba lép az övékkel, és egy olyan változás következik be, ami valószínűleg meglep majd téged, és nem csak *te* dobod el az agyad tőle, hanem a klienseid is.

Arra figyelj, hogy a legtöbb ember olyan változás teremtéséért jön hozzád, ami a legkorlátozottabb verzióján alapul annak, amivel szerintük rendelkezhetnek. Nem ismerik fel, hogy egy korlátozott világban élnek, miközben egy végtelen világban is élhetnének – ahová te kalauzolhatod el őket. Te pukkasztod ki a buborékját annak a csökkentett valóságnak, amit bevettek.

Nagyon inspirálónak találom ezt az elképzelést, mert a kongruencia elérése tényleg ennyire egyszerű; jelen vagy a klienseiddel, megkérdezed, hogy mit szeretnének, érzékeled azt, és aztán megkérdezed, hogy: *Mi más?*

Annyival többet fogsz majd teremteni azok számára, akiket kezelsz – és ez sokkal kiteljesítőbbé teszi a munkádat.

Ebből a kiterjedt és kiteljesedett térből feltheted a kérdést: *Mi egyéb lehetséges a kezeléseimben? Mennyivel több buliban lehet részem? Mennyivel több változást tudok teremteni?*

És mennyivel könnyebb és könnyedebb lehet ez nekem és mindenkinek, aki eljön hozzám?

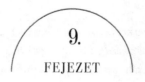

9.

FEJEZET

Kérdésben lenni

A kérdések használata rendkívül egyszerű és csodálatos módja annak, hogy elinduljunk a változás felé. Ahogy azt már az előző fejezetben felfedeztük, a kérdések feltevésével képesek vagyunk érzékelni az energiát, és ki tudjuk nyitni a kapukat, hogy több káoszt – folyamatos, ragyogó, gyógyító változást hozó káoszt – engedjünk be az életünkbe.

Most rá fogunk nézni, hogy mennyivel hatásosabbak tudunk lenni akkor, amikor *kérdésként létezünk.*

Az egyik alapvető dolog, amit gyógyítóként az éberségedben tarthatsz, hogy folyamatosan maradj kérdésben. És nem csak akkor, amikor dolgozol valakin – hanem az életed minden pillanatában.

Ha a *kérdésben lenni* elképzelése még új neked, akkor kérlek, ne próbáld meg az elmédből megérteni. Olvass tovább, engedd meg a kíváncsiságodnak, hogy vigyen téged, nézd meg, mi könnyű számodra, és nézd meg, mit fedezel fel.

A helyzet a következő: az, hogy felteszel egy kérdést, vagy egyszerűen *maga a kérdés vagy*, az egyik leggyorsabb út, amin elindulhatunk a változás felé, saját magunk vagy azok számára, akikkel dolgozunk.

A kérdések lehetővé teszik, hogy egy szempillantás alatt eljussunk bármilyen szituáció velejéhez, lényegi magjához. A kérdések ledöntik a falakat, fényt és teret engednek be – *káoszt engednek be* –, és lehetővé teszik számunkra, hogy lássuk, mi tart beragadva minket. Innen vissza tudunk fordítani és nemteremtetté tudunk tenni bármit, ami korlátoz minket, *és* hozzáférünk a változás lehetőségeihez is, hogy végtelenül nagyszerűbbé tegyék az életünket.

Kérdésben lenni az egyik kulcsfontosságú elem a tudatosságban, és a tudatosság mind a választásról szól. Mi más ad neked nagyobb választást egy kérdésnél?

Amikor felismered, hogy van választásod, az hihetetlenül felszabadító, akár most először döbbensz rá, akár ezredszerre. Választással rendelkezni az jelenti, hogy nem vagy kiszolgáltatva senkinek és semminek. Te irányítod az életed és az élésed, és ez egy nagyon gyönyörű tér.

A kérdések megerősítenek, míg a válaszok elerőtlenítenek. A válaszok következtető jellegűek, mint egy pont a mondat végén, egy zárt ajtó. Az a gond, hogy a világon mindenki válaszokra vágyik. A bökkenő pedig, hogy általában a klienseink is válaszokat várnak tőlünk.

És ami még ennél is nehezebb, hogy a testsuttogók gyakran ösztönösen is válaszokat adnak: szeretnénk segíteni, és ebbéli igyekezetünkben hajlamosak lehetünk arra, hogy felmérjük a helyzetet, majd túlságosan elhamarkodottan döntünk. Például lehet, hogy már a kezelés elején azt érzékeljük, hogy a kliensünk problémája a haraggal kapcsolatos, szóval neki is látunk, hogy ezt kezeljük az általunk kedvelt és használt technikák valamelyikével.

Nos, a megfigyeléseink akár helyesek is lehetnek — de mi van, ha nem? Mi van, ha felmértük a helyzetet, és bármennyire is szakmai alapon tettük, a tudásunkat és a tapasztalatunkat latba vetve, mi van, ha valójában valami más zajlik épp annál az adott személynél, ami nem elérhető számunkra, mert nem abból a térből vagyunk jelen vele, amit a kérdések lehetővé tesznek?

És még ha igazunk is van a mélyben meghúzódó harag problémáját illetően, lehet, hogy nem most van itt az idő, vagy nem ez az a kezelés, hogy ezzel foglalkozzunk. Akár az igazságot érzékeljük, akár nem, bármikor, amikor csak úgy nekiugrunk és elkezdünk gyógyítani anélkül, hogy *először a kérdés lennénk*, akkor ugyanazt az eredményt kapjuk: frusztrációt és az előrehaladás hiányát, mind a kliens, mind a saját magunk szempontjából. A legjobb esetben a technikánk időleges megkönnyebbülést hozhat, ahogy egy ideig az is működhet, hogy egy csavart bekalapálunk a fába – habár a csavarnak csavarhúzóra van szüksége, nem pedig kalapácsra.

Érdemes itt megjegyezni, hogy ha válaszokat kínálunk a klienseinknek, akkor visszatértünk az empátia, az együttérzés és az odaadás területére, amit a 6. fejezetben vitattunk meg. A célunk, *az ajándékunk*, mindenben a választás felajánlásáról szól; és a válaszok nem kínálnak választást.

Így is tekinthetsz rá: oly sok minden, ami a klienseinket bántja, ítéletek és következtetések eredményei, amiket magukra vettek. Az energiájuk elakadt és megszilárdult, és gyakran nagy fájdalmakkal küszködnek. Hogyan tudjuk a leginkább gyógyítani őket? Úgy, hogy az ítélet és a következtetés által még több szilárdságot viszünk a testükbe és a világukba? Vagy úgy, hogy a hozzájárulásunkkal tér, lehetőségek és nyitottság jut a testükbe és a világukba a kérdések, lehetőség és választás által?

Ha van olyan dolog, ami mindennél több gyógyítót ejtett már csapdába, akkor ez az: hogy elmondjuk a klienseknek *a mi értelmezésünket* arról, ami náluk zajlik, ahelyett, hogy kérdéseket tennénk fel, hogy *a saját éberségük* legyen meg arról, ami van.

Amikor válaszokat adsz, és főleg, ha azok a válaszok a kliensed életét nagyszerűbbé teszik, akkor te válsz annak a nagyszerűségnek a forrásává. Úgy fognak rád tekinteni, mint akinek nagy rálátása és jó érzékelése van, és hozzád jönnek majd további válaszokért. Ez mennyire megerősítő a klienseidnek? Nem nagyon. Tulajdonképpen egyáltalán nem.

És mi van, ha az amúgy az éberségeden alapuló válaszod akár csak 1%-ban nem pontos? Egy hazugság terhét rakod a kliensre, és a hazugság nagyon hosszú ideig is vele maradhat.

Amikor kérdéseket teszünk fel, akkor lehetővé tesszük nekik, hogy a saját válaszaikat találják meg. Megadjuk nekik a saját, nagyszerűbb éberségük ajándékát, és ez egy olyan ajándék, amely igazán szabaddá teszi őket. Ráadásul ez az egész életükben megmarad.

Amikor kérdéseket teszünk fel, az több teret, több szabadságot, több örömöt és több káoszt hoz létre. Ez az, ahogy sokkal inkább gyógyító változást hozunk létre, és ez az, ami minket – TÉGED – testsuttogóként kivételessé tesz.

Kérdések és káosz

Káosz: a változás ezen katalizátora mindenben a mozgásról, a lendületről és az áramlásról szól – és mi lehetne jobb a lendület megtartására, mint hogy kérdéseket teszünk fel és kérdésként *létezünk*?

Amikor kilépsz abból, hogy válaszokat, gyógymódokat és megoldásokat adj, akkor egy sokkal nyitottabb térből tudsz kezelni. Vedd észre a különbséget a következő két helyzet között:

„Szia! Most meg foglak vizsgálni, hogy megtudjam, mi a gond veled, majd utána elmondom, hogy szerintem ez mi okból történik, aztán pedig előírom neked a gyógymódot."

Vagy:

„Helló! Azért vagyok itt, hogy az a kérdés legyek, ami lehetővé teszi számodra, hogy kikulcsold azt, ami valójában történik épp nálad. Lehet, hogy ez nem az lesz, amire számítasz, és lehet, hogy nem fog hasonlítani semmihez, amit bárki más valaha mondott erről, de fel tudom ajánlani neked az eszközöket, hogy kinyisd ezt az ajtót, és fenomenális gyógyulást és változást hozz létre."

Melyik megközelítés tesz lehetővé többet, és teremt többet?

Hogyan - és miért - működik az, hogy kérdésben vagy?

Amikor kérdésben vagyunk, képesek vagyunk érzékelni az ítéletek és a következtetések szilárd energiáit, illetve a gondolatokat, érzéseket és érzelmeket, amik be vannak ragadva a klienseink világába. Így érzékelünk bele abba, ami valójában teremti a problémákat a testükben és az általános jóllétükben.

Csak akkor tudjuk érzékelni ezeket a szilárd energiákat, amikor a *mi* világunkban nincsenek szilárd energiák, és ezt azáltal tesszük, hogy kérdésben vagyunk. Ezt olyankor tesszük, amikor egy olyan helyen vagyunk, ahol nincs semmi, amit bizonyítanunk kellene, nem kell, hogy igazunk legyen, nincs olyan érzetünk, hogy rosszak vagyunk. Akkor tesszük, amikor már elengedtük az összes szükséget arra, hogy válaszokat adjunk, vagy gyógymódokat mutassunk, vagy hogy bizonyítsuk a klienseinknek és az egész világnak, hogy jó emberek vagyunk, mert valahol mélyen azt gondoljuk, hogy rossz emberek vagyunk...

...Eltértem a tárgytól, vagy ez neked is szól? A testsuttogóknál gyakori akadály: a szükség arra, hogy bizonyítsuk, elég jók vagyunk. Hogyha valami felvillant ezt a bekezdést olvasva, akkor kérlek, futtasd a következőt:

> *Mindent, amit ez felhozott, és mindenhol, ahol szükségét érzed bizonyítani magadnak és a világnak, hogy nem vagy rossz, elpusztítod és nemteremtetté teszed? **Helyes, helytelen, jó, rossz, POD, POC, mind a 9, rövidek, fiúk, POVAD-ok és túlontúl.***

És kérlek, kérlek, ismerd fel, hogy ELÉG JÓ VAGY, és hogy az értéked nem függ attól, hogy hány embert segítesz, gyógyítasz meg vagy írsz fel neki gyógymódokat.

A gyakorlatban: keresd a réseken beszűrődő fényt

Amikor kérdésben van az ember, akkor nagyon gyorsan és hatásosan érzékeli az energiát. Ki vannak élesedve az érzékei. Egy könnyű és békés, mégis totális éberség van jelen, és ebből a térből fenomenális szintre erősödik a képessége annak érzékelésére, hogy valójában mi zajlik a klienssel.

A következőképp működhet. Általában a kliens mond valamit, te pedig észreveszed, hogy van benne egy kis energiavillanás, mint egy kis *csilingelés, csillanás, egy finom energetikai lökés* – akárhogyan is jelenik ez meg számodra. Vagy lehet, hogy olyan lesz, mint egy csengő, ami megszólal: „Helló, ez fontos!", vagy lehet akár vizuális is, mint egy fény villanása, ami magára vonja a figyelmet.

Lehet, hogy ezt a felcsillanó fényt akkor érzékeled, amikor a kliensed a története kellős közepén van, te pedig hirtelen azt érzed, hogy: EZ! *Ez az, amit most tudnom kell!* Még mindig beszél, még mindig mondja – de te már hallottad, vagyis érzékelted azt, ami a szavakon túl van. Ne feledd, az energia az elsődleges nyelved – ez minden, amire szükséged van.

Ilyenkor azokat a helyeket érzékeled, ahol ő energetikailag beragasztja magát. Ahogy elkezdesz figyelni erre a csilingelő hangra vagy felvillanó fényre (vagy valami másra, amit nem is tudsz pontosan szavakba önteni), úgy kezdesz éberséget kapni arról, hogy mi szilárdítja meg az illető testét, amit azok a nézőpontok hoztak létre, amiket magára vett, vagy sajátjaként bevett. Ha meg tudod szólítani és meg tudod változtatni ezeket a szilárdságokat, akkor vissza tudod hozni a testét abba a káoszba, ami neki természetes, és ahonnan boldog és egészséges lehet.

Az elkövetkező fejezetekben majd még tovább boncolgatjuk a kérdésben levés fogalmát, és ajánlok majd neked eszközöket, hogy el tudj jutni ebbe a térbe; illetve néhány olyan eszközt is, ami ahhoz jön majd jól, hogy végig tudj menni bármin, ami látszólag beragaszt, és amiben nem tudod azt a változást létrehozni, amire tudod, hogy képes vagy. Azonban előtte még szeretnék megosztani veled egy másik okot, amiért az a nézőpontom, hogy a kérdésben levés egy király módja a létezésnek...

Ez annyira bulis számodra!

Amikor egy olyan térből működsz, ahol az egyetlen célod az, hogy válaszokat adj, akkor szó szerint számok mentén gyógyíthatsz: fogod az első lépést, aztán a másodikat, aztán a harmadikat, aztán a negyediket, aztán... ásítasz, ásítasz, ásítasz! Egy idő után robotnak érzed magad, és unni kezded a kezeléseket és a klienseidet. Az unalom és a frusztráció többnyire abból a tényből fakad, hogy nem hozod létre azt a változást, aminek megteremtésére idejöttél.

Amikor kérdés(ben) vagy, akkor minden nap minden pillanata lehetővé teszi számodra, hogy új lehetőségeket fedezz fel a klienseiddel – és ez annyival bulisabb, dinamikusabb és kielégítőbb. ÉS SOKKAL INKÁBB OLYAN, MINT *TE!*

Teremtés menet közben

Tudtad, hogy ennek a könyvnek az alapkövei valójában egy videósorozatból származnak? Amikor nekiláttam, hogy megcsináljam az Egyes Számú Videót, akkor tudtam, hogy van nagyjából 8000 eszközöm, amit meg tudnék osztani – de ki akarna megnézni 8000 videót?

Ugyanazt csináltam, mint amiről itt is beszélek: kérdésként és kérdésből működtem a sorozat készítése közben. Beléptem az energiájába mindenkinek, aki majd nézni fogja, és habár tudtam, hogy van néhány alapvető és lényeges eszköz és felismerés, amiket szeretnék megosztani, megengedtem, hogy természetes medrében folyjon, és csak lazán épült arra, ami az eszköztáramban van és amit tudok.

Ily módon a videósorozat menet közben formálódott, és annyival sokkal többet teremtett, mintha megírtam volna egy részletes tervet mindenről, amit el kell mondanom ahhoz, hogy biztosan megadjam azokat a válaszokat a hallgatóimnak, amiket keresnek.

Mi lenne, ha ugyanezt csinálnád a kezeléseidnél?

Mi lenne, ha minden egyes információmorzsa, amit a kliens nyújt neked, új éberségként szolgálna arról, hogy merre induljatok tovább?

Kérdésben vagyok; én így működöm az életem minden egyes területén. Bármilyen eszköz, amit létrehoztam, bármilyen változás, amit teremtettem, bármilyen tanfolyam, amit tartottam, bármilyen sorozat, amit készítettem, bármilyen könyv, amit írtam – mind akkor történt, amikor kérdésben voltam.

A kérdések feltevése kulcsfontosságú a változás létrehozásához, mert a változás nem tud megtörténni szilárdságból.

Ha a menet közbeni teremtés elképzelése könnyű és izgalmas neked, akkor ezt is fontolóra veheted: *Hogyan lehetek még jobban és jobban a kérdés az életemben?*

Érezd a könnyedség, az áramlás és a lehetőség érzetét, amit minden egyes pillanat adhat és lehet.

Hová juttathatna el, ha *kérdés vagy*? Mi van, ha az, hogy kérdés vagy, lehetővé teszi számodra, hogy olyan felfoghatatlan, elképzelhetetlen, leírhatatlan élményekhez és dolgokhoz férj hozzá, amiket most még el sem tudsz képzelni?

Ez téged is felvillanyoz?

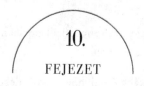

ÖSSZEHOZNI MINDEZT

Jelenlétből kezelni

Mielőtt tovább kalandoznánk, egy pillanatra nézzünk rá néhány éberségre és választásra, amelyek mostanra talán megnyíltak számodra. Kérlek, tudd, hogy ez nem egy olyan ellenőrzőlista, aminek alapján aztán megítéled magad – sokkal inkább a lehetőségek listája.

Mostanra...

...talán elkezdtél egyfajta egységközösséget kialakítani a SAJÁT testeddel, elkezdted megtanulni, hogy megkérdezd, mit igényel, és elkezdted megérteni, hogy médiumi adó-vevőként egyedi kapacitásai vannak.

...talán fellebbent a fátyol az ítélkezést illetően; rájöttél, hogy mennyire rombol, és elkezdtél valami sokkalta nagyszerűbbet választani: azt, hogy a megengedés állapotában vagy jelen a saját testeddel és mások testével.

…talán egyre inkább érted, hogy az ajándékod gyógyítóként az, hogy választást csepegtetsz az emberek világába: és az új éberségeid a káoszról és a kérdésekről mutatják neked az utat mindebben.

A következő fejezetben részletesebben is megnézzük a fentiek egy részét, és mélyebben belemegyünk abba, hogy hogyan *legyél* a klienseiddel, illetve azt is, hogy miként adj több káoszt a kezeléseidhez, és ránézünk, hogyan tudsz még inkább belelépni a tested természetes (és oly nagyon hasznos) képességeibe médiumi adó-vevőként.

Jelenlét a klienseiddel

Hányadán állsz azzal az elképzeléssel, hogy „belelépni a létezés terébe"? Ha egy ideje ily módon dolgozol, akkor lehet, hogy már teljes könnyedséged van vele; vagy talán egy kicsit homályosnak és elérhetetlennek tűnik. Ugyancsak benyomhat gombokat, ha problémamegoldóként tekintesz magadra, vagy valaki olyanként, aki szeret *csinálni*.

Kérlek, tudd, hogy a létezés terének megteremtése a klienseiddel nagyon is aktív módja a változás előidézésének – és egyébként az egyik leghatékonyabb módszer, amit ismerek.

A klienseddel való jelenlét képezi bizonyos szempontból a kezeléseid medrét és alapját testsuttogóként. Már maga a „suttogó" szó gondolata is érzékelteti az ajándékod gyengéd és természetes jellegét, és a békét, amiből működni tudsz. Miközben igaz, hogy a kezeléseid és a munka, amit elvégzel, tud erőteljes és intenzív lenni, a kapacitásod arra, hogy elengedd az ítélkezést és csak jelen legyél az emberekkel, akikkel dolgozol, az, ami lehetővé teszi, hogy végezd a dolgod és hihetetlen változást teremts.

Talán a legegyszerűbb módja annak, hogy elmondjam, én hogyan *vagyok jelen* a kliensekkel, az, ha egyszerűen elmondom úgy, amennyire most tudom, szavakkal, papírra vetve – és nézd meg, ez kinyit-e valamit számodra.

A 6. fejezetben bemutattam ezt az egész elképzelést, hogy *jelen vagyunk* a kliensünkkel azzal ellentétben, amikor megpróbálunk előírni, megoldani és gyógymódot találni. Akkor, ott, így fogalmaztam:

Az ajándékod az, hogy ítéletmentesen vagy jelen a klienseiddel, a teljes törődés teréből, és hogy látod bennük a zsenialitást és a szépséget. Legyél ott a létezés egy tereként, amely teljesen sebezhető. Legyél hajlandó végighaladni bármilyen megpróbáltatáson és nehézségen, amin keresztülmentek vagy amit jelenleg tapasztalnak.

Legyél egy nagyszerűbb lehetőség forrása, és támogasd és tápláld őket, hogy felismerjék, megvan az erejük a választáshoz.

Hadd mondjak neked erről egy kicsivel többet.

A gyakorlatban: Hogyan tudok egyszerűen... LENNI valakivel?

Először is leengedem az összes falamat. Minden egyes falat leengedek a világomban. A falak leengedése az, ahogyan eljutok a létezés ezen terébe, ami totálisan sebezhető.

Feloldok minden ellenállást és reakciót, illetve minden igazodást és egyetértést. A megengedés terében vagyok, és messze-messze távol az ítélkezéstől.

És egyszerűen csak... ott vagyok a kliensemmel ebben az áttetsző, kristálytiszta, éles térben.

Energetikailag megfogom a kezét, és azt mondom: *„Barátom/ kedvesem, itt vagyok melletted, itt vagyok veled. Történjék bármi, itt leszek veled mindvégig."*

És egyszerűen ott vagyok vele,

és ott vagyok vele,

és ott vagyok vele.

Érzékelem, mi zajlik a világában – miközben tudom, hogy bármit is érzékelek ott, az nem az enyém. Érzékelem, nem pedig érzem. Nem veszem magamra. Ily módon közel is vagyok hozzá, ugyanakkor ott van egy csöppnyi távolság is: és ez a távolság teszi lehetővé, hogy egy semlegesebb térből érzékeljek, ahol egyébként az erőnk lakozik. Igaz tanúként működünk, pártatlan megfigyelőként, és az erőnk tulajdonképpen abból a tényből fakad, hogy azt választjuk, nem vonódunk bele abba, ami a kliensünkben végbemegy.

Ez megadja nekünk az erőt ahhoz, hogy létezzük azt, amit érzékelünk. Ott vagyunk, ráhangolódunk, tudjuk és értjük, hogy mi zajlik a világában – de nem vesszük azt át sajátunkként, és nem vagyunk a *Majd Én Meggyógyítalak* felsőbbrendűségében.

Energetikailag kézen fogod a kliensedet, és együtt elindultok. Gondolj egy olyan időszakra, amikor jól jött volna egy társ, aki ennyire melletted áll. Az én életemben voltak olyan időszakok, amikor ha lett volna mellettem valaki, ilyen ítéletmentes törődéssel és jelenléttel, akkor tudom, hogy minden máshogyan alakult volna. Ha így vagy jelen a klienseddel, az azt az üzenetet közvetíti felé, hogy készen állsz végigmenni vele bármin: legyen az fájdalom, félelem, kétely vagy démonok. Tudod, hogy együtt képesek lesztek végigcsinálni.

Egyedül – talán nem. Együtt – lehetséges.

És ott vagy vele,

és ott vagy vele,

és ott vagy vele.

Nem hátrálsz meg. Tudod, hogy nem vagy rossz, és tudod, hogy bármit is érzékelsz, az nem a tiéd. Támogatod őt, és még ha kételkedsz is abban, hogy tudsz-e segíteni neki – azt választod, hogy megpróbálod.

Hirtelen az a dolog, ami bántotta őt, az a dolog, ami oly szörnyűnek és ádáznak látszott, az a dolog, amiben biztos volt, hogy majd a halálát okozza – feloldódik.

Együtt végigmentetek ezen a világon, tele annak démonaival, hogy mit nem tehet és mi nem lehet. Együtt, a jelenlét által, azáltal, hogy nem vetted be sajátodként a démonait és a fájdalmait, azáltal, hogy az illetőt akként az ajándékként láttad, ami – elkezdted az egészet felolvasztani.

Ha azt választod, hogy ezt teszed és *ez leszel* az emberekkel, akiken dolgozol, akkor fenomenális változást tudsz elindítani a világukban. Soha többé nem fogják ezen félelmekkel, fájdalmakkal és kételyekkel szembesülve kicsivé tenni magukat.

És aztán amikor átértek a másik oldalra, akkor beszélgessetek: beszéljétek át a változást a testében, a változást a pszichéjében, a változást a béke, az öröm, a lehetőségek érzetének mértékében. Beszélgessetek arról a változásról, ami által képes lenne működni és érvényesülni a világban.

Végigvezetted azon, hogy szembenézzen a legnagyobb félelmével; és az, hogy megengedésben voltál *vele és érte*, segített neki végigmenni ezen, és most már tudja, hogy a legnagyobb félelme soha nem lesz képes őt semmilyen módon elpusztítani, megölni vagy korlátozni.

Épp megerősítetted őt abban, hogy egy másfajta valósága legyen.

Hát nem csodálatos? Nem ez az, amiért itt vagy?

Káosz a gyakorlatban

Káosz: az energia végtelen, folyamatos mozgása. Mozgásban lévő, tiszta tudatosság.

Rend: az energia szilárdsága. Bármilyen nézőpont szilárdsága, ami megváltoztathatatlannak tűnik, és fájdalmat, merevséget vagy betegséget eredményez.

Szerencsénkre most már rendelkezünk azzal a felszabadító éberséggel, hogy a káosz képes megváltoztatni ezeket a rendezett, fix vagy beragadt nézőpontokat, és megszabadítani a klienseinket – és minket – a fájdalomtól és korlátozástól.

Tudod, hogy ennyire zseniális vagy, ugye?

Mindent, ami nem engedi, hogy meglegyen ez az éberséged, hogy meglegyen ez a tudatosságod, hogy meglegyen ez a lehetőséged, és hogy meglegyen ez a szintű zsenialitásod, ami lehetővé teszi, hogy ne kelljen bevenned bárki más fix nézőpontját arról, hogy mi zajlik, mert ne feledd, a fix nézőpontok rendezett nézőpontok, mindent, ami nem engedi, hogy meglegyen az éberséged, hogy nem kell bevenned az ő fix nézőpontjaikat, és hogy eljuthatsz a káosz egy olyan nézőpontjához is, hogy: „hogyan tudom ezt a legtöbb könnyedséggel megváltoztatni", elpusztítod és nemteremtetté teszed? **Helyes, helytelen, jó, rossz, POD, POC, mind a 9, rövidek, fiúk, POVAD-ok és túlontúl.***

Hogyan vezetjük be a káoszt ezekbe a rendezett rendszerekbe?

Kérdéseket teszünk fel.

Amikor felteszel egy kérdést, akkor másfajta lehetőségek sorozatát vezeted be egy rendezett valóságba.

Amikor a kezeléseid elején a kongruenciát keresve felteszel egy nyitott kérdést, ezzel a jelentéktelennek tűnő lépéssel máris egy kis káoszt vezetsz be.

A kérdések mindig megerősítenek, és másfajta lehetőségeket teremtenek. A válaszok mindig elerőtlenítenek, és kevesebb lehetőséget teremtenek. Természetesen eleve a válaszok hozták létre a problémát. A válaszoknak van egy olyan érzete, hogy: *Eljutottunk a következtetéshez: Vége.* Tudom, hogy tudod: ennél több van az életben és a tudatosságban.

A klienseiddel dolgozva felteheted magadnak a kérdést:

Milyen káosz lehetek én és a testem, hogy megváltoztassam ezt az ő testében és valóságában?

Egy másik nagyszerű kérdés, ami az egyik kedvencem:

Mik a végtelen lehetőségek ennél a kezelésnél?

A kérdések használata lehetővé teszi számodra, hogy olyan ajtókat nyiss ki, amelyek látszólag előtte nem is léteztek, és ez káoszt invitál az emberek világába – emellett olyan gyógyulást, átalakulást, örömöt és lehetőségeket is, amik messze meghaladják a rendezett működési zavarokat, amelyekből az illető működik.

Nagyon sok ember próbálja létezésbe rendezni a választásait. Nagyjából minden, amivel energetikai facilitátorként dolgozni fogsz, abban gyökerezik, hogy az emberek megpróbálják létezésbe rendezni a választásaikat.

Kognitívan nem emlékeznek arra, hogy ezt tették, fogalmuk sincs arról, hogy miként változtassák meg, és semmi mást nem hisznek lehetségesnek.

Te mutatod meg nekik az utat. A velük való jelenlét tere vagy, ítéletmentesen, lehetővé téve számukra, hogy hozzáférjenek a káosz összes lehetőségéhez.

Oly módon vagy jelen velük, hogy elkezdenek éberséget kapni arról, amit korábban választottak. Megkapják annak éberségét, hogy ezt egy bizonyos eredmény érdekében választották. Oly módon vagy jelen velük, hogy éberré válnak arra, hogy egy másfajta választás elérhető lehet számukra.

Bizonyos értelemben, ahogy jelen vagy velük, ezt kommunikálod: *Többé nem kell a rend ezen nehéz terhét magaddal cipelned.* És amint ezt elismerik, megkérdezed: *Mi lenne egy olyan kaotikus lehetőség, ami valami mást hozhat a világodba?*

A káoszban egy rendezett rendszerbe a változás egyetlen elemét bevezetve a lehetőségek milliárdnyi eleme jöhet létre.

A káosz folyamatos mozgás a nagyszerűbb lehetőségek irányába. A világnak olyan emberekre van most szüksége, akik tudják, hogy van lehetőség a szilárdságon túl a folyamatos mozgás felé.

Olyan emberekre, mint te, kedves olvasó, kedves gyógyító.

A tested káoszból működik: egy példa a nyugati orvoslásból

Még korábban egy hölgynek a baráti körünkből egészségügyi problémái támadtak, aminek eredményeként döntenie kellett, hogy eltávolítsák-e a méhét vagy sem. Jártas az Access Consciousnessben, és a gyógyulását elősegítendő akkoriban már rendszeresen használt néhány olyan eszközt, amiket én is megosztottam veled a könyvben.

Most arra gondolsz, hogy nem is kellett volna műtétre szorulnia, mert ismeri ezeket a világot megváltoztató eszközöket? Vagy hogy én képes lennék meggyógyítani őt a kezeléseimmel?

Nos, valóban adtam neki kezeléseket, és valami kaotikusat csináltam. Megkérdeztem a testét, hogy neki mi a nézőpontja a műtétről. *Test* – mondtam –, *szükséged van a műtétre? Ez segítség lesz neked, vagy ártani fog neked?*

Nagyon tiszta választ kaptam: *Akarom ezt a műtétet, szükségem van erre a műtétre, ezt igénylem most, ebben a pillanatban, hogy segítsen nekem abban, amit magam nem tudok megcsinálni.*

Amikor ezt elmondtam a barátomnak, azt mondta, hogy korábban ő is megkérdezte a testét, és ugyanezt az éberséget kapta. Érthető módon még mindig egy kicsit hezitált, és azon tűnődött, hogy vajon meg tudjuk-e változtatni a dolgot csupán tudatossággal és az Access eszközeivel.

A válaszom az volt, hogy persze – talán igen, talán nem, de nem tartottunk még ott abban az adott pillanatban. Azt mondtam: „Itt és most, figyelembe véve a feltételeket ebben a tíz másodperben az életedben, a jelek szerint a tested akarja ezt a műtétet."

Ő is megint ugyanezt az éberséget kapta, és úgy döntött, megműtteti magát. Utána a hasán maradt egy kis bemélyedés, és megkérdezte az orvost, hogy lehet-e ezzel valamit kezdeni.

Az orvosa csodálatos választ adott: „Hagyjuk, hogy a test kezelje ezt. A testünk káoszból működik, és pontosan olyan módon fogja magát újrarendezni, ahogy szükséges. A test tudja, mit csinál. Mi csak segítettünk neki."

Hát, ez egy fantasztikus orvos!

Beszélgetés végstádiumú betegekkel

Egy pillanatra szeretnék beszélni a rákról, mert amikor az ember a betegségekkel való munka élvonalában dolgozik, akkor sokszor előkerül, és nagyon intenzív tud lenni – főleg, amikor az illetőt, akit kezelsz, már végstádiumú rákkal diagnosztizálták.

Ezen esetek kezelése nehéznek tűnhet, mert előhívják az alapvetően törődő beállítottságodat, és a vágyadat, hogy segíts a fájdalmakkal küzdő testeknek. Rázós talaj tud ez lenni a testsuttogóknak, és pont ezért szeretnék erről egy kicsit beszélni.

Először is azt kell mondjam: kérlek, ne ígérj olyat a kliensnek, hogy meg tudod gyógyítani a betegségét, vagy bármilyen más betegséget, ami azt illeti. Ha szeretnél pár szót mondani, akkor mondhatod azt, hogy talán olyan változást tudsz teremteni, amely lehetővé teszi, hogy másfajta választások váljanak számára elérhetővé.

A rák tulajdonképpen rend – habár az orvosok mindig azt mondják, hogy káosz. A rák egy nagyon magas szinten rendezett nézőpont eredménye, ami lemásolja magát a beteg fizikai és pszichológiai valóságában.

Szeretném megosztani veled azt a kérdést, amit azoknak a klienseimnek szoktam feltenni, akik a betegség végstádiumában vannak. Érdemes lehet kipróbálni, hogy megnézd, neked működhet-e.

Íme:

Miből akarsz kikerülni a halállal?

Nos, ez a kérdés szinte mindig erős reakciót vált ki. Nagyon valószínűtlen, hogy ezt a kérdést bárki is valaha feltette volna a kliensednek, és nagyon valószínűtlen, hogy a gondolatai valaha is ebbe az irányba mentek volna – legalábbis nem úgy, aminek tudatában lenne. Amikor felteszel egy olyan kérdést, hogy: *Miből akarsz kikerülni a halállal?*, arra szinte mindig az a válasz vagy kijelentés jön, hogy: „élni szeretnék".

Amikor ez történik, akkor elfogadom azt, amit a kliens mondott, és hozzáteszem: „*Mindent, ami ezt nem engedi, elpusztítod és nemteremtetté teszed? Helyes, helytelen, jó, rossz, POD, POC, mind a 9, rövidek, fiúk, POVAD-ok és túlontúl.*"

Más szóval: POD-POC-olom.

Aztán megkérdezem még egyszer: „Miből akarsz kikerülni a halállal?", és újra azt mondja nekem, hogy – élni akar. És én POD-POC-olom azt.

Aztán megkérdezem újra: „Miből akarsz kikerülni a halállal?", és ez alkalommal talán valamivel eltérő dolgot mond, és én POD-POC-olom azt.

Talán öt, tíz, tizenöt, huszonöt réteggel később történik valami: valami megváltozik. Hangozhat úgy, hogy: „Úristen, a halállal a kapcsolatomból akarok kikerülni!"

Nos, ez pompás, nekem is, neki is – mert végre megvan az igazság, és az éberség napvilágra került. Gyakran az illető nem akarja ténylegesen felfedni vagy elismerni ezt a fajta éberséget; túl nehéz és fájdalmas vele szembenézni. Mármint – persze, hogy az; hiszen gyógyíthatatlan betegséget hozott létre annak elkerülésére.

A helyzet a következő: az az egy éberség arról a tényről, hogy ő teremti ezt, hogy kikerüljön valamiből, amiben azt hiszi, nincsen választása, *ez a káosz bevezetése egy rendezett rendszerbe.*

Ez az egyetlen éberség lehetővé teszi számára, hogy végre kikerüljön a rendből, mert a rend azt mondja neki, hogy ez az egyetlen rendelkezésére álló választás. Eddig még nem találkoztam olyan fizikai problémával, amihez ne kapcsolódott volna egy nézőpont; eddig még soha nem találkoztam olyan fizikai problémával, ami csupán fizikai probléma lett volna.

Az éberség, amihez a kliensed annak eredményeként jutott el, hogy (a kérdéseden keresztül) bevezetted a káosz egy elemét, lehet valami olyan, hogy: „Olyan mértékben éreztem magam elakadva, hogy tulajdonképpen hajlandó lettem volna meghalni, hogy kikerüljek a kapcsolatomból, miközben egyszerűen... kiléphettem volna a kapcsolatomból." Ez a káosz a rendszerben. Aztán talán, talán, talán – ha hajlandó rá – valami végre meg tud változni, és a betegség lefolyása megváltozhat.

Újfent hangsúlyoznom kell, hogy bárminemű változás az ő választása alapján történik. Soha nem jelenteném ki, hogy bárkit is meggyógyítok. Kizárólag azt jelenteném ki, hogy megadom az embereknek az éberséget, hogy tudnak másfajta választásokat hozni a testükért és a jövőjükért.

Még jobban kapcsolódni a testeddel médiumi adóvevőként

A 4. fejezetben: A test, mint médiumi adó-vevő, ránéztünk arra az elképzelésre, hogy a testednek megvan az a képessége, hogy érzékelje mások fájdalmát és gondolatait, és ahogyan ennek felismerése és az erre való ráhangolódás nemcsak a saját életedet teszi könnyebbé, hanem a munkád élvonalába helyez téged testsuttogóként.

Ránéztünk, hogy ezen éberséggel hogyan használjuk a „Kihez tartozik?" eszközt önmagunkon, és most szeretném megosztani veled azt, ahogyan ezt az eszközt a kezeléseidnél használhatod a gyógyítói tevékenységed fokozására.

Miért annyira fontos számodra a *Kihez tartozik?* testsuttogóként?

Annak elismerése, hogy a test magára veszi mások fájdalmát és szenvedését, hatalmas változást jelent bárkinek, aki emberek testén dolgozik.

Hány gyógyítónak van hozzáférése ehhez a fajta éberséghez a bolygón? És ha van is – hányan rendelkeznek az eszközökkel, hogy még tovább lépjenek, és tényleg kezdjenek vele valamit?

Íme néhány dolog, amit fontolóra vehetsz:

- *A Kihez tartozik? egy olyan éberség, amit megoszthatsz a klienseiddel, hogy aztán magukon is használják, ha úgy döntenek.*

- *Ez egy olyan eszköz, amit a kezelések közben is használhatsz – erről mindjárt bővebben is beszélek majd.*

- *Kiváltképp hasznos neked is gyógyítóként, hogy MAGADON is használd: lehetővé teszi számodra, hogy ellenőrzés alatt tartsd az emberek fájdalmának és szenvedésének átvételére való kapacitásodat.*

Mit értek az utolsó pont alatt? Gyógyítóként akár kezelsz, akár nem, a tested folyamatosan próbálja gyógyítani a körülötte lévő testeket – tehát valószínűsíthető, hogy a tested nagyon sok dolgot átvett más emberektől, sok-sok éven át. Ha gyakran vagy kitéve a fájdalom és szenvedés energiájának napi szinten, akkor lehet, hogy ezek egy részét folyamatosan átvetted anélkül, hogy egyáltalán felismerted volna.

Gyógyítóként élesen éber vagy az energiákra, amiket a vendégeid prezentálnak, és érzed azokat a saját testedben is. Hogy segítsek ebben, szeretnék mutatni egy rendkívül hasznos tisztítást mindannyiótok számára, akik más emberek testével dolgoztok, és azt javaslom, minden nap futtassátok.

A klienseid problémáiból mennyit zártál be a testedbe, hogy így próbáld meggyógyítani és elvenni azt? Kihez tartozik ez? Mindent, amit azért tettél, hogy bevedd sajátodként, mindent, amit azért tettél, hogy bezárd a testedbe sajátodként, és mindent, ami nem engedi, hogy elengedd és felismerd: ők nem fogják visszavenni, te már elvetted, elpusztítod és nemteremtetté teszed? **Helyes, helytelen, jó, rossz, POD, POC, mind a 9, rövidek, fiúk, POVAD-ok és túlontúl.**

Elmondhatjuk, hogy a kapacitásod a fájdalom átvételére *és annak gyógyítására* egyszerre áldás és átok, de csak akkor válik átokká, ha nem ismered el, hogy megtörténhet, vagy ha nem akarod elhinni, hogy megtörténhet, vagy ha túl fura neked, hogy ez megtörténhet, vagy ha nem vagy hajlandó használni ezt az eszközt a klienseiddel.

Nézzünk most rá erre.

A *Kihez tartozik?* használata a klienseiddel

Számtalan módon tudod használni ezt a kérdést, miközben valaki testén dolgozol.

Elsőként felvetheted a kliensednek, hogy előfordulhat, hogy a fájdalma tulajdonképpen nem is az övé, és elmondhatod neki ezt a két dolgot, amit még a 4. fejezetben osztottam meg veled:

Ami a fizikai testedben történik, abból valahol 50 és 100% közé tehető az, ami lehet, hogy nem is a tiéd, és 98%-a annak, ami a fejedben zajlik, nem hozzád tartozik.

Nos, ahogy bizonyára te is tudod, a bolygón nem mindenki áll készen ilyesféle információkra, ezért mérlegelj belátásod szerint, amikor eldöntöd, ki képes ezt az információt befogadni, és légy nyitott arra, hogy ezt elismerd.

Egy nagyon egyszerű mód lehet ennek bevezetésére egy kezelésnél az, ha egyszerűen felteszed a kérdést:

Kihez tartozik ez a vállfájdalom?

Kihez tartozik ez a szomorúság?

Aztán nézd meg, hogyan reagál erre a vendéged. Igaz, talán zavartan néz majd rád, és ha az illik éppen a helyzethez, akkor választhatod, hogy belemész a játékba, mondjuk egy olyan mondattal, hogy: „Hát, olvastam ezt a fura könyvet, és ott azt írták, hogy ami a fizikai testünkben történik, abból valahol 50 és 100% közé tehető az, ami valójában nem hozzánk tartozik. Igazából át tudunk venni dolgokat más emberektől; ez mennyire érdekes már? Lenne kedved kicsit játszani ennek lehetőségével, és megnézni, hova visz el minket?"

Ha már választottad, hogy használod ezt az eszközt a saját testeden, akkor ugyancsak megoszthatod, hogy neked miként működött, és mesélhetsz bármiféle változásról, amit ennek eredményeként észleltél.

Az alapelv az, hogy csupán felkínálod neki az éberséget.

Ha elfogadja, akkor azt veheted észre, hogy hirtelen megérti, honnan jön a fájdalom, és ha ez történik, akkor mondhatod azt, hogy: „Mindent, amit azért tettél, hogy ezt bezárd sajátodként a testedbe vagy bevedd sajátodként, amikor nem az, hajlandó vagy most elengedni?"

Amikor azt mondja, hogy „igen", akkor futtathatod a tiszttó mondatot hangosan vagy félhangosan vagy magadban – tőled függ. „Helyes, helytelen, jó, rossz, POD, POC, mind a 9, rövidek, fiúk, POVAD-ok és túlontúl."

Személy szerint hangosan szoktam mondani, mert az összes vendégem tudja, hogy így dolgozom, de ahogy korábban már említettem, ha félhangosan vagy magadban mondod, az is teljesen működik.

A gyakorlatban: *Kihez tartozik?*

Szeretnék megosztani egy történetet arról, ahogyan én mutattam be ezt a kérdést egy vendégemnek nem sokkal azután, hogy felfedeztem.

Még akkoriban, amikor gyakorló kiropraktőr voltam, volt egy szörnyű hátfájdalmakkal küzdő betegem, akit addigra már több hónapja kezeltem, és akinél nem tudtam hosszan tartó változást elérni.

Ez a fickó minden egyes héten eljött a rendelőmbe, és a fájdalmát egy tízes skálán nyolcasnak írta le. Mindig egy órát dolgoztam rajta, és ezalatt a fájdalom rendszeresen lement kettesre vagy hármasra, de a következő héten mindig úgy jött vissza, hogy a fájdalom újra nyolcas volt.

Ez annyira hihetetlenül frusztrált, hogy már ott tartottam, hogy egy másik kiropraktőr felkeresését javaslom neki, mert egyszerűen képtelen voltam azt az eredményt létrehozni, amire szüksége lett volna, de ő ragaszkodott hozzá, hogy hozzám járjon. Habár csak rövid időre tudtam megszabadítani a fájdalomtól, ez volt az egyetlen dolog, ami megkönnyebbülést hozott neki, és szüksége volt rá.

Ez akkortájt volt, amikor elkezdtem Access tanfolyamokra járni, ahol megismerkedtem azokkal az eszközökkel, amiket itt is megosztok veled, és aztán az egyik héten épp azt az eszközt tanultuk, hogy: *Kihez tartozik?* Rögtön arra gondoltam, hogy: *Ezt ki fogom próbálni a Szörnyű Hátfájdalmas Fickóval!*

Amikor a következő időpontjára megérkezett, nagyjából öt percbe telt neki, hogy eléggé ellazuljon ahhoz, hogy felfeküdjön a masszázságyra. Amint elhelyezkedett, amennyire csak tudott, megkérdeztem tőle: „Te, van egy furcsa kérdésem: Ez a hátfájdalom kihez tartozik?"

Feltolta magát, rám nézett és azt mondta: „A feleségemhez!"

Nos, ez volt az a fickó, aki egy perce mozdulni is alig tudott, és most ott támaszkodott, és úgy nézett rám, mint akinek egyszer csak hirtelen összeállt a kép.

Kiderült, hogy még korábban abban az évben a felesége csúnya hátsérülést szenvedett, és hónapokig borzasztó, szűnni nem akaró fájdalom kínozta. Megműtötték, de az állapota csak rosszabb lett. Ez a férfi látta, hogy min megy keresztül a felesége, és akkora törődést érzett a felesége iránt, hogy magában azt gondolta: *„Bármit megtennék, hogy elvegyem ennek a nőnek a fájdalmát, akit annyira szeretek."*

A teste kötelességtudóan figyelt és jegyzetelt, és két héten belül a feleség fájdalmai enyhülni kezdtek, majd rá négy hétre elkezdett a férfi háta fájni, ami egyre csak rosszabb és rosszabb lett, és az orvosok képtelenek voltak megtalálni az okot.

Amint ezt elmondta nekem, meséltem neki arról az új éberségről, amit azon a héten szereztem: a testeink megpróbálják meggyógyítani egymást, ha tudják, és hogy megvan a kapacitásunk, hogy elvegyük a fájdalmat az emberektől, és bezárjuk azt a saját testünkbe az ő gyógyításuk érdekében. Hozzátettem, hogy főleg akkor vagyunk ebben jók, amikor valaki olyannak vannak fájdalmai, aki fontos számunkra.

Ez az éberség annyira ült a világában, hogy a következő egy órában a fájdalmának 98%-ától sikerült megszabadítanunk őt, és az eredmények ez alkalommal hosszútávúak voltak. Még mindig van egy kis nyilallás, ami nem múlt el teljesen, de az egész élete megváltozott, és mindez azáltal, hogy alkalmaztuk a *Kihez tartozik?* eszközt.

A lényegi információ itt az, hogy ha valaki bevesz valamit a sajátjaként, ha valaki másért vesz magára fájdalmat vagy szenvedést, akkor *nem tudja azt megváltoztatni vagy meggyógyítani addig, amíg el nem ismeri, hogy az eleve nem volt az övé.*

Pont ez történt aznap ennél a kezelésnél: az az egy elismerés, hogy a fájdalom nem az övé volt, lehetővé tette a változást, amit én addig képtelen voltam elindítani.

Amikor a klienseid hajlandóak használni a *Kihez tartozik?* kérdést, akkor képesek kitisztítani bármilyen szilárd energiát a testükben, függetlenül attól, hogy milyen technikát használsz – lehetsz orvos, kiropraktőr, masszőr, reiki kezelő, gyógytornász – ez a kérdés nyit ajtót ahhoz, hogy tenni tudd a dolgod, és lehetővé teszi, hogy nagyobb hatást érj el.

Milyen érzéseid vannak ezzel? Elég izgalmas, nem?

Azt kell mondjam, hogy még mindig fellelkesít ez az eszköz, mert annyira alapvető részét képezi annak, hogy olyan változást teremtsünk az embereknél, amelyet más technikák nem tudtak megteremteni.

Barátom, ezzel az egy éberséggel úton vagy afelé, hogy olyan sikereket érj el a kezeléseiddel, amiket soha nem gondoltál lehetségesnek. Még ennél is több – ez az eszköz lehetővé teszi, hogy elmélyítsd és kiterjeszd az egységközösséget, amit a saját testeddel fejlesztesz, és ezen valóság korlátozásain túli lehetőségekhez ad hozzáférést.

Készen állsz még többre? Olvass tovább!

Egy újfajta testbeszéd

Ahogy már láttuk, amikor nem vagyunk összhangban a testünkkel, és nem vagyunk képesek felismerni az energetikai nyelvet, amin kommunikálni akar velünk, és amikor alávetjük magunkat mások rólunk alkotott ítéleteinek és bevesszük azokat, a testünknek az egyedüli lehetséges módon kell megszereznie a figyelmünket: fájdalommal, merevséggel vagy betegséggel – csak hogy kommunikálni tudja nekünk azt az éberséget, amire nem figyelünk.

Szeretnék néhány igazán gyakorlatias perspektívát ajánlani a tested rendhagyó kommunikációs módszerének értelmezésére: ez egy újfajta testbeszéd, ha úgy tetszik.

Annak szépsége, amit itt mindjárt megosztok, az, hogy magadon is tudod használni, és a kezeléseidbe is bele tudod szőni.

Emlékeztetőül: amikor bármiféle fizikai fájdalmat tapasztalsz, az első lépés a *Kihez tartozik?* – és ha könnyedebb lesz, akkor az nem a tiéd, és elengedheted. Itt most a további kérdésekre és eszközökre fogunk ránézni, amiket akkor tudsz használni, amikor nehéz – más szóval, amikor valóban hozzád tartozik, vagy bevetted sajátodként.

Általánosságban elmondhatjuk, hogy ha nehézséget vagy intenzitást érzékelsz vagy veszel észre, amikor megkérdezed, hogy kihez tartozik a fájdalmad, akkor első lépésben jó ötlet ezzel folytatni:

Milyen más kérdést kell feltennem ahhoz, hogy ezt megváltoztassam?

Illetve:

Milyen más kérdést kell feltennem, hogy megkapjam az információt, hogy ezt megváltoztassam?

Mint mindig, kérdezz és érzékelj, és soha ne várj azonnali válaszokat.

Most menjünk bele kicsit konkrétabban a test különböző területeibe, ahol a fájdalom gyakran megjelenik.

Figyelem: ez az újfajta testbeszéd nagyon is szó szerinti lehet! Lehet, hogy néhányszor a homlokodra csapsz majd, amikor rájössz, milyen egyértelműen beszél hozzánk a testünk.

Nyakfájdalom

Keresőként egy olyan bolygón, ami tele van ítélkezésbe burkolózó és antitudatosságból működő emberekkel, lehet, hogy azt veszed észre, hogy mennyire szó szerinti kolonc ez a valóság a nyakadon! Igen, a nyakban lévő fizikai fájdalom tényleg lehet a metaforikus kolonc eredménye.

Próbáld ki ezt:

Kérdezd meg: *Ki vagy mi kolonc a nyakamon, amit nem ismerek el?* És aztán tedd hozzá: „Mindezt elpusztítom és nemteremtetté teszem. Helyes, helytelen, jó, rossz, POD, POC, mind a 9, rövidek, fiúk, POVAD-ok és túlontúl."

Csináld ezt meg jó néhányszor, mert ahogy mondtam, nagyon is sok helyen tud ez a valóság metaforikus kolonc lenni a nyakadon, ami aztán a testedben jelenik meg. Kérdezd meg még egyszer: *Ki vagy mi kolonc a nyakamon, amit nem ismerek el?*, és mondd ki az egész tisztító mondatot, vagy csak POD-POC-old újra.

Mint mindig, ne várj azonnali válaszokat – habár lehetséges, hogy jön olyan is –, csupán annak a szilárd energiának az eloszlatását célzod meg.

Futtasd a kérdést és a tisztítást újra és újra és újra, és figyeld csak meg, hogy a nyakfájdalom változásnak indul.

Derékfájdalom

Készülj fel a test egy másik nagyon is szó szerinti üzenetére. Ha hátfájdalmat tapasztalsz, megkérdezheted a testtől:

Mit rejtegetsz magad mögött?

Igen, már megint ennyire nyilvánvaló tud lenni! Ez egy kicsivel hosszabb tisztítást igényel, mert oly sokan toljuk magunk mögé a fényünket és a nagyszerűségre való potenciálunkat.

Mit tartasz és rejtegetsz magad mögött annyira dinamikusan, amit ha nem tennél, az éberré tenne az erő, a potenciál, a jelenlét és a kapacitás egy olyan szintjére, amiben nem vagy biztos, hogy kezelni tudod? Helyes, helytelen, jó, rossz, POD, POC, mind a 9, rövidek, fiúk, POVAD-ok és túlontúl.

Ez egy igazán csodálatos tisztítás, ami lehetővé teszi számodra, hogy többhöz hozzáférj abból, ami annyira elképesztően egyedivé tesz, de amit talán félsz valóban elismerni. Ha ez az elképzelés bármennyire is könnyű neked, akkor kérlek, futtasd ezt a tisztítást még néhányszor, és tényleg engedd be a könnyedséget és teret a világodba.

Térd- és lábfájdalom

Térdfájdalomra megkérdezheted:

Milyen szükségekről döntötted el, hogy nem tudod kezelni, vagy kiállni?

A lábak fájdalmára kérdezd meg:

Mi az, amiről eldöntötted, hogy ki nem állhatod?

Mindkét kérdést kövesse annyi POC-POD, amennyi csak kell, hogy az energiát változásra bírd.

Megint csak, ez mind egészen magától értetődő, szinte túlságosan magától értetődő és túl könnyű. Tulajdonképpen nagyon sok minden, amit megosztok a világgal, túl könnyűnek tűnik – szinte elveszi az emberek kedvét, ami kissé fura, nem? Te is így vagy vele?

Ha igen, akkor talán kezdhetnéd azzal, hogy elismered, hogy amikor valami igaz, akkor az gyakran a könnyedség érzetével jelenik meg számunkra. Egy másik dolog, amit fontolóra vehetsz, hogy hajlamosak vagyunk félredobni azokat az ötleteket és elképzeléseket, amik messze túl vannak azon, amit korábban valósnak vagy igaznak könyveltünk el. Ebben az esetben épp az ezen a valóságon túli lehetőségek valóságát utasítjuk el, és épp az ebbe való kiterjeszkedés miatt vagyunk itt. Ha nálad ez a helyzet áll fenn, akkor itt egy tisztítás és perspektíva, ami segíthet.

> *Milyen energia, térűr, tudatosság és választás lehetek én és a testem, hogy teljes könnyedségem legyen érzékelni, tudni, létezni és befogadni az összes könnyedséget túl ezen a valóságon, ami a testem és én valójában vagyunk?* **Helyes, helytelen, jó, rossz, POD, POC, mind a 9, rövidek, fiúk, POVAD-ok és túlontúl.**

> *És... miről döntöttem el, hogy a valóság olyan határmezsgyéi, amiken nem mehetek túl, amiket nem tapasztalhatok, és nem választhatok, ami visszatart engem attól, hogy az a csoda legyek, ami a testem és én valójában vagyunk?* **Helyes, helytelen, jó, rossz, POD, POC, mind a 9, rövidek, fiúk, POVAD-ok és túlontúl.**

Bármilyen fájdalom, gond és bántalom a test bal oldalán

Bármire, amit a test bal oldalán érzékelsz, kérdezd meg:

Mit próbálsz helyessé tenni, ami nem az?

Számomra az az igazán menő ebben az új testbeszédre való ráhangolódásban, hogy lehetőséget ad egy bizonyos szintű kreativitásra, amikor néhány ilyen elképzelést összerak az ember.

Például mondjuk, hogy neked vagy a kliensednek fáj a bal térde. Összerakhatod a két értelmezést, amit az előbb megosztottam, és megkérdezheted:

Minek vagy kinek a szükségeit próbálod helyessé tenni, amik nem azok?

Ezt a bizonyos tisztítást használtam egy klienssel, aki ettől egy valódi heuréka pillanatot élt meg. „Úristen! – mondta – Az apám! Abszolút szüksége van rám, és én utálom a tényt, hogy szüksége van rám, és rossz gyermekének érzem magam, mert szüksége van rám, és én nem akarok segíteni neki, mert ő egy annyira gonosz ember..."

Ezeknek a kérdéseknek az a szépsége, hogy lehetővé teszik számodra, hogy elkezdd érzékelni annak a történetnek az energiáját, amit a klienseid mesélnek maguknak vagy amivel élnek, ami létrehozza a fájdalom fizikai manifesztációját.

Neked mi rajzolódik ki mindebből? Ha más nem, kérlek, tudd, hogy a tested sokkalta éberebb, mint azt egyáltalán gondolnád.

Minél messzebb jutunk ezzel, annál inkább felismerjük, hogy az emberek tényleg tudják, mit tesznek, amikor teremtik a testüket. Tudják, mit tesznek, amikor teremtik az életüket, és a tünetek, amivel hozzánk fordulnak, tényleg azok – tünetek. Éberek valamire, ami zajlik, amit meg kell változtatniuk ahhoz, hogy igazán jelen legyenek önmagukként. Ez tényleg ennyire egyszerű.

Néhány gondolat a
depresszióról és a szorongásról

Észrevetted már, hogy azok a drága lelkek, akik depresszióval és szorongással küzdenek, ők kapják meg leggyakrabban az „érzékeny" jelzőt? Megszégyenítik őket az érzékenységükért, és azt éreztetik velük, hogy erősebbnek, ellenállóbbnak és kevésbé érzelmesnek kellene lenniük. De mi van, ha ez az úgynevezett gyengeség valójában egy potenciál forrása?

Történetesen úgy gondolom, hogy az érzékenység egy erősség. Valójában úgy hiszem, hogy minden egyes úgynevezett gyengeségünkben ott rejlik a kapacitás, hogy az erő forrása legyen – főleg, amikor éberek leszünk rá.

Íme egy mindent felforgató kérdés, ami képes átalakítani a képet a személyiséged bármely olyan részéről, amit te (vagy mások) gyengeségként azonosítottál félre:

Mi van, ha minden, amit rossznak gondoltál magadban, valójában az erősséged?

Szánj egy pillanatot ennek felfedezésére, és nézd meg, mi jön fel.

Általában a rosszaságainknak gondolt dolgok olyasmikhez kapcsolódnak, amiből túl sok vagy nem elég vagyunk. Nagyon sokáig, főleg gyerekként, azt mondták, hogy „túl sok" vagyok: túl hangos, túl kifejező, túl élettel teli, túl izgatott... a lista végtelen. Csak az Access megismerésével voltam képes felismerni, hogy ezek az úgynevezett hibáim valójában a bennem lévő természetes erőm. Azzal, hogy más szemszögből néztem rá, ki tudtam tárni az ajtót, és sokkal több örömöt, könnyedséget és sokkal több ÉN-t beengedni. Végre fellélegezhettem, és átölelhettem azt, hogy „túl sok" vagyok. Aztán kitöltöttem azt a teret, amit ki szerettem volna tölteni a világban, mindenféle szégyen vagy bűntudat nélkül.

Arra invitállak, hogy egy percre te is vedd fontolóra ezt a kérdést. Engedd, hogy rávilágítson bármilyen úgynevezett rosszaságodra, amit eddig igazként vettél be.

Álljon itt még egyszer:

Mi van, ha minden, amit rossznak gondoltál magadban, valójában az erősséged?

Egy pillanatra képzeld el, hogy milyen lehetne az életed, ha ezeket a gyengeségeket erősségekként érzékelnéd.

Máshogyan cselekednél, gondolkodnál, mozognál, beszélnél és LÉTEZNÉL?

Ez az új perspektíva meg tudná változtatni azt, ahogyan gyógyítóként működsz?

És meg tudnád osztani ezt az új éberséget a klienseiddel?

A mentális egészség narratívájának újrakeretezése

Ez a valóság tele van ezekkel a gyönyörű, „érzékeny" lelkekkel, akiket érint és korlátoz a depresszió és a szorongás. Talán te is közéjük tartozol (ahogy sok gyógyító), és az is lehet, hogy nem. De szinte biztos, hogy van valaki olyan az életedben – vagy a masszázságyadon –, aki igen. Tehát nézzünk rá közelebbről, hogy mi is zajlik valójában azoknál, akik depresszióval vagy szorongással élnek, mindezt azzal a céllal, hogy mélyítsük a megértésünket, és bővítsük a technikákat, amiket használni tudunk akkor, amikor az emberek változásért fordulnak hozzánk.

Habár mi, társadalomként, hosszú utat tettünk meg abban, ahogyan a mentális problémákat látjuk és kezeljük, tudom, hogy van még tovább is.

Az érzékeny embereknek nincs szükségük gyógymódokra, és nem „elcseszettebbek" a többi embernél. Cserébe sokkal inkább ÉBEREK, mint mások – és különösképp éberek arra, hogy sok ember mennyire elcseszettnek érzi magát a világban.

Egy „normális" ember (már ha létezik egyáltalán ilyen fogalom) kettes hangerőn érzékeli az ítélkezés, a rosszaság, a reményvesztettség és a szenvedés harsogó energiáját az élete hangszóróin, amelyet oly sokan tapasztalnak a világban. Egy „érzékeny" ember számára a hangerő 200-ra van feltekerve.

És általában ezek az emberek a gyógyító típusok (igen, mint te), akik úgy érzik, hogy bármit csinálnak, soha nem lesz elég ahhoz, hogy megváltoztassák azokat a dolgokat, amiket magukban vagy a világban érzékelnek. Mindezt anélkül érzékelik, hogy felismernék: *érzékelik*, ami a világban zajlik, nem ténylegesen *létezik* azt, amit érzékelnek.

Ehhez még hozzáadódik, hogy egy olyan világban élünk, ahol az emberekre nem egyénekként tekintenek, és nem is tesznek fel nekik kérdéseket, hogy éberekké váljanak a saját egyedi erősségeikre. Ehelyett haranggörbék mentén, átlag és medián eloszlás szerint mérik őket, és azt mondják nekik, hogy valami nincs rendben velük, ha nem illenek bele a megfelelő dobozba. És ezek a potens, gyönyörű, „érzékeny" emberek soha nem illenek bele a dobozba. Minden alkalommal ők a kivételek.

Mindemellett nem szabad megfeledkeznünk arról sem, hogy nagyon kevés ember rendelkezik azzal az éberséggel, hogy az általa tapasztalt gondolatok, érzések, érzelmek, stressz, szorongás, ítélet, reménytelenség és depresszió 98%-a valami olyan, amit az őt körülvevő világban érzékel.

Mindezeket együttvéve könnyű látni, hogy ez a valóság a kongruencia nagy mértékű hiányát és a hiábavalóság érzetét hozta létre a depresszióval vagy szorongással küzdők világában... És ez egy olyan inkongruencia, amelynek megváltoztatására most már felkészültebb vagy, mint valaha.

Hogyan lehetne ez még ennél is jobb?

Elsőként: Két dolog, amit ma megtehetsz, ha depresszió vagy szorongás gyötör

Mindjárt végigveszek veled néhány eszközt, amit a kezeléseidnél használni tudsz azokkal az emberekkel, akik depresszióval vagy szorongással küzdenek, de mielőtt erre rátérnénk, szeretnék két javaslatot tenni, kedves olvasó, ha nálad is fennáll ezen állapotok valamelyike. Kérlek, tudd, hogy nem vagy egyedül, vannak emberek és eszközök, amik segíthetnek. Magam is jártam ebben a cipőben, és a törődés teréből beszélek hozzád, tapasztalatból.

Mindenekelőtt azt javaslom, hogy vedd fontolóra egy Access Consciousness Bars tanfolyam elvégzését (a weboldalunkon, amelyet a könyv végén megtalálsz, rá tudsz keresni a közeledben lévő tanfolyamokra). Az Access Bars kezelés egy kézrátételes energetikai modalitás, amely rendkívüli módon képes arra, hogy eljuttasson téged egy olyan térbe, ahol elengeded az összes korlátozó hiedelmedet, gondolatodat és elképzelésedet. Nekem a Bars tanfolyam volt a belépőm az Accessbe, és jó szívvel ajánlom.

Másodszor arra biztatlak, hogy használd a *Kihez tartozik?* eszközt három napon át az összes gondolatra, érzésre és érzelemre, amit tapasztalsz. Ezt már említettem, de nem árt újra megtennem, mert komolyan, annyira jól működött számomra! Lapozz vissza a 4. fejezethez, ha szeretnéd újra megnézni, hogyan vezetheted be, vagy olvasd újra ebben a fejezetben azt a részt, hogy: „Még jobban kapcsolódni a testeddel médiumi adó-vevőként", ami még mélyebben tárja ezt fel.

Tényleg ez az egy kérdés, hogy *Kihez tartozik?* a kulcs a változás folyamatához. Ez kiszed majd téged a depresszióra jellemző nagy, félelmetes lyukból, és kezdete lehet annak, hogy hozzáférj a benned lévő potenciálhoz és erőhöz, hogy tudd, megvan a képességed a változásra.

Négy kulcs a depressziós vagy szorongásos kliensekkel való munkához

1. Mindenekelőtt legyél éber arra, hogy hogyan érzékeled őket. Testsuttogóként az egyik ajándékod az, hogy felismered az illető erejét a jelenlegi állapota mögött, és ebben az esetben nagyon fontos elismerned az illetőt az alatt, ami gyakran depresszióként manifesztálódik.

2. Mutasd be a kliensednek azt az elképzelést, hogy az „érzékenysége" erő, nem pedig gyengeség.

3. Beszélj neki a *Kihez tartozik?* mögött meghúzódó elképzelésről (hogy a gondolatok, érzések és a többi 98%-a NEM hozzá tartozik, hanem valójában olyan dolgok, amiket érzékel). Tényleg biztasd őt az eszköz használatára. Van egy ingyenes *Kihez tartozik?* mobilapplikáció is. Csak keress rá erre: „Access Consciousness Who Does This Belong To?". (Jelenleg csak angolul elérhető – a ford.)

4. Ennek a lépésnek kellene igazából az elsőnek lennie. Az a legerőteljesebb mód a változás elindítására valaki olyannál, aki depresszióval vagy szorongással küzd, ha *önmagadként létezel vele, ítélkezés nélkül.*

Ezt könnyen és természetesen megteheted.

Én tudom ezt.

Itt az idő, hogy TE is tudd ezt?

Látod? Tényleg sokkal felkészültebb vagy, mint eddig gondoltad.

Csupán azáltal, hogy ÖNMAGADKÉNT LÉTEZEL.

Eljuttatni a klienst a fáradtságból a korlátlanságba

A képzettségedtől, illetve a testekkel végzett munkád jellegétől függően elképzelhető, hogy vannak már bevált kiegészítőid és kezeléseid a különböző panaszokra. Például néhány kezelő úgy véli, hogy ha a kliens problémája a haraggal kapcsolatos, akkor a májban zajlik valami, tehát azért, hogy ezen segítsenek, az érzelmekkel való munka jegyében a májat fogják kezelni. Hasonló módon néhány kezelő a mellékvesét támogató kiegészítőket ad azoknak, akik letargikusak és alacsony az energiaszintjük.

Miközben semmi gond ezekkel a választásokkal, mi lenne, ha feltennéd a következő kérdést:

Test, mi az, amit igényelsz, hogy rendelkezz azzal az energiával, amire vágysz?

Az a szép ebben, hogy meg lehet kérdezni egyszerűen a testet, nem kell hangosan feltenned a kérdést a vendégednek. Csendben tedd fel a kérdést, majd futtasd ezt a tisztítást:

Test, mi az, amit igényelsz, hogy rendelkezz azzal az energiával, amire vágysz? Mindazt, ami ezt nem engedi, elpusztítod és nemteremtetté teszed? **Helyes, helytelen, jó, rossz, POD, POC, mind a 9, rövidek, fiúk, POVAD-ok és túlontúl.**

Amikor jelen vagy valakivel és a testével, akkor észreveszed majd, hogy a teste másfajta dolgokat kommunikál, mint az illető maga – csupán hajlandónak kell lenned megkérdezni.

Miért ennyire gyakori a fáradtság a társadalmunkban?

A válasz tulajdonképpen nagyon egyszerű: az összes ítélet, döntés, kikövetkeztetés és kiszámítás, amiket napi szinten hozunk, szó szerint eltömít minket, megállítva az energiánkat, ami így nem lesz képes arra a gyönyörű, szabad áramlásra, amire természeténél fogva vágyik. Az eredmény: fáradtság, letargia és alacsony, nagyon alacsony energiaszint.

Próbáld ki a következőt: futtasd ezt a tisztítást az összes olyan klienssel, akik megállítják magukat abban, hogy korlátlan energiához férjenek hozzá:

> *Az összes döntést, ítéletet, kikövetkeztetést és kiszámítást, amid van, vagy amit másoktól sajátodként veszel be, elpusztítod és nemteremtetté teszed?* ***Helyes, helytelen, jó, rossz, POD, POC, mind a 9, rövidek, fiúk, POVAD-ok és túlontúl.***

A hatalmas mennyiségű ítélettel párhuzamosan az alacsony energiaszint másik nagy teremtője abban a tényben gyökeredzik, hogy sok ember szeretne kiszállni az életéből, ahogy az most van.

Próbáld ki a következőt: tedd fel ezt a kérdést egy olyan kliensnek, akinek alacsony az energiaszintje: „Hogy áll az életed?" Lehet, hogy kissé meglepődik majd, főleg, ha nem számított arra, hogy egy alternatív gyógyító a fő panaszán kívül másról is beszél majd vele, de általában (ahogy a 8. fejezetben – Kongruencia – megnéztük) egy ilyesfajta nyitott kérdés működhet ahhoz, hogy megnyíljanak a kapuk a valódi probléma előtt, és a valódi ok előtt, amiért valójában eljött.

Lehet, hogy kapsz majd egy olyasmi választ, hogy: „Annyira fáradt vagyok. Négy gyerekem van, akikről gondoskodom, és egy elfoglalt férjem, és egyszerűen rendkívül feszült vagyok. Nem tudom, hogyan fogunk kijönni a pénzből a hónap végéig, a számlák is jönnek, és a férjem egyszerűen nem hajlandó beszélni erről. Semmi energiám nincs."

Ez jó, és még jobb is lehet.

Hadd adjak neked egy kérdést, amit feltehetsz ennek a kliensnek, és az összes kliensednek, hogy elkezdjék kikulcsolni az éberségeiket és megváltoztatni a fáradtságukat. Készen állsz? Annyira egyszerű, hogy (a legjobb esetben) csak forgatod majd a szemed, vagy (rosszabb esetben) a sarokba hajítod a könyvet.

Íme:

Mibe (vagy kibe) fáradtál bele?

De tényleg.

Na mármost, amikor először hozod be ezt a kérdést egy kezelésnél, akkor talán néhányszor fel kell tenned, de azt veszed majd észre, hogy a nő a négy gyerekkel és a férjjel, aki nem hajlandó kommunikálni, egy-két pillanat múltán esetleg valami olyat mond, hogy: „Tudod, mit? Belefáradtam abba, hogy mások után takarítok. Legfőképp abba fáradtam bele, hogy én vagyok a felelős fél."

És helyben is vagyunk: itt van valami, amin dolgozni tudsz vele.

Kérdezhetek valamit, kedves olvasó?

Hogy áll az energiaszinted? Gyakran vagy fáradt?

Nézzünk szembe a tényekkel, a legtöbbünknek nem mindig van annyi energiája, amennyit szeretne, és annyi energiája, ami nekünk jár. Lenne kedved használni a következő kérdést magadon?

Íme:

Mibe (vagy kibe) fáradtál bele, amit nem akarsz elismerni?

Most egyszerűen fogd annak az érzetét, ami ezzel feljön. Ne feledd, nem kell határozott válaszokat kapnod. Soha. Csupán elég nyitottnak kell lenned, hogy feltedd a kérdést.

Mibe fáradtál bele, amit nem akarsz elismerni?

Most pedig futtasd a tisztító mondattal:

> *Mibe fáradtál bele, amit nem akarsz elismerni?*
> *Mindent, ami ez, elpusztítod és nemteremtetté teszed?*
> **Helyes, helytelen, jó, rossz, POD, POC, mind a 9,**
> **rövidek, fiúk, POVAD-ok és túlontúl.**

Amikor futtattam ezt a kérdést a videósorozaton, aminek alapján ez a könyv készült, ötször futtattam, mert tényleg szerettem volna, hogy a résztvevőknek felkönnyüljön a dolog, és elkezdjenek változást kapni általa – mert hogyan fogjuk elvinni a könnyedséget más embereknek, ha bennünk nincs könnyedség?

Érthető? Gondoltam, hogy az lesz.

Még egyszer:

> *Mibe fáradtál bele, amit nem akarsz elismerni?*
> *Mindent, ami ez, elpusztítod és nemteremtetté teszed?*
> **Helyes, helytelen, jó, rossz, POD, POC, mind a 9,**
> **rövidek, fiúk, POVAD-ok és túlontúl.**

Feltűnt, hogy egy kicsivel élettelibb lettél? Én mindig az vagyok, amikor ezt az eszközt használom. Sosem csökken a hatása.

Vedd észre, hogy minden alkalommal, amikor felteszed magadnak ezt a kérdést és futtatod a tisztítást, elvesz egy kicsi darabot a fáradtságodból, és aztán még egy picit, és aztán még egy picit. Három, négy vagy öt alkalom után lehet, hogy egyszerűen azon kapod magad, hogy már nem vagy fáradt.

Fel kell ismerned, hogy a legtöbb ember a bolygón mindenbe bele van fáradva, *folyamatosan*. Ha változást tudsz elindítani ezen a területen, akkor tömegesen jönnek majd hozzád az emberek kezelésre.

Egyszerűen kérdezd meg: *Kibe vagy mibe fáradtál bele? Elpusztítod és nemteremtetté teszed?* És aztán futtasd a tisztító mondatot – megint csak, ezt csinálhatod magadban vagy hangosan is, ahogy szeretnéd. Ami neked illik oda, és amit a másik hajlandó befogadni.

Ne feledd, nem azt várod, hogy a klienseid verbálisan válaszoljanak erre, vagy bármelyik kérdésre. A tisztító mondat teszi majd a csodás dolgát azáltal, hogy visszamegy ahhoz a ponthoz, ami első körben létrehozta a problémát – és ez lehet olyasmi, amire a kliens nem is emlékszik.

Mibe fáradtál bele, amit nem ismersz el? – ez az egyik legdinamikusabb eszköz a kínálatban arra, hogy az energiahiányos állapotot megváltoztassa az embereknél. Ez a leggyorsabb mód arra, hogy visszacsináljuk az összes ítéletet, kikövetkeztetést, döntést és kiszámítást, ami csak lehúz minket.

Szeretnék megállni egy pillanatra, és elmondani, hogy ez a kérdés, és az összes kérdés, amit ebben a könyvben javaslok, tekinthető kiindulási pontnak. Azért kerültek ide, mert hatékonynak találom őket, és eddig eredményt hoztak, de ahogy elkezded majd próbálgatni őket, természetes módon alakulnak majd ki számodra egyéb kérdések, amik illenek hozzád és a kezeléseidhez. Kísérletezz, és fedezd fel, mi működik számodra. És ne feledd: a kérdések mindig arról szólnak, hogy utat nyissanak egy másfajta lehetőségnek.

A klienseid nem tudják, hogy van egy másfajta lehetőség – amíg nem találkoznak veled. A kérdéseid olyan lehetőségeket hoznak majd létre, amikről nem is tudták, hogy létezhetnek. És te leszel az egyik legnagyobb ajándék az életükben.

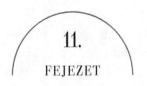

11.

FEJEZET

Minden a kezelt személyről szól

Ha olyan testsuttogó vagy, aki tudatosságból kezel, tehát megengedésben vagy mindennel és bármivel, amit a klienseid eléd tárnak, nincsenek ítéleteid és kérdésben vagy, akkor kérlek, hidd el: bármilyen blokk, ami egy kezelés során felbukkan, bármilyen furcsa érzés, bármilyen kényelmetlenség és erőtlenség, amit tapasztalsz – az a kezelőágyon fekvő vagy veled szemben ülő személytől jön, nem tőled.

Még akkor is, amikor a felbukkanó dolog nagyon, *nagyon* olyannak érződik, mintha a tiéd lenne, akkor is tényleg, *tényleg* nem a tiéd.

Ennek tudása és elismerése hihetetlenül felszabadító dolog! Az, amit érzékelsz, része a képességeidnek, és része az ajándékodnak testsuttogóként.

Nézzünk meg egy példát. Mondjuk, hogy félúton jársz egy kezelésnél, és hirtelen óriási bizonytalanság lesz úrrá rajtad azzal kapcsolatban, amit csinálsz. Az előző pillanatban még teljes áramlásban voltál, tetted a dolgod, és aztán – leszáll a köd, és hirtelen arra gondolsz, hogy: *Ezt nem tudom megcsinálni. Nem vagyok elég erős ehhez.*

Ezt az érzést olyannak fogod érezni, mintha belőled jönne, talán még ismerős érzés is, netalán akár személyre szabott – olyan szinten, hogy összekötöd egy bizonyos helyzettel a múltadban, amikor erőtlennek és bizonytalannak érezted magad.

Ez olyan érzés, mint amikor az apám elhagyta az anyámat.

Ez pontosan olyan érzés, mint amikor a középiskolai tanárom azt mondta nekem, hogy soha nem viszem majd semmire.

Bármennyire is meggyőzőnek tűnik, kérlek, tudd, hogy ha jelenlétből és megengedésből kezelsz – ahol nincs ítélet, nincs igazodás vagy egyetértés, nincs ellenállás vagy reakció –, akkor az a bizonytalan és erőtlen érzés valami olyasmi, amit a különleges képességekkel bíró és tehetséges szivacs-szerű tested a kezelőágyon fekvő embertől szed össze.

Látod, hogy mennyire elképesztő és hasznos ez? Érzékeled, hogy min megy keresztül, és most dolgozhatsz rajta. Elvezetett téged pontosan oda, ahol a kliensed elakadása van – és előfordulhat, hogy még senki más az univerzumban nem járt vele előtted ezen a helyen. És ha mégis, valószínűleg meghátrált és lezárt, mert átvette, mintha a sajátja lenne.

Bármikor, amikor dolgozol valakivel, és hirtelen bizonytalanságot vagy erőtlenséget érzel, vagy – a személyes kedvencem (nem!) – úgy érzed, mintha egy fehér szobában lennél, fehér falakkal, ablakok és ajtók nélkül, és se ki, se be... akkor csak játssz el ezzel az eshetőséggel:

Mi van, ha ez az övé? Mi van, ha ez olyasmi, amit a kliensem tapasztal?

Ez nem más, mint hogy energetikailag megkapod annak az éberségét, ami a másik világában zajlik. Ő érzi magát bizonytalannak, erőtlennek vagy kiüresedettnek. Ez az, ahogyan az ő teste és az univerzum működésbe lép, hogy átadja neked ezen energiát, hogy dolgozz vele, és valami sokkal, sokkal nagyszerűbbet hozz létre, mint amit ő egyedül elérni és teremteni tudna.

Ezért van ott veled: hogy megpróbáljon átjutni a falon, amin nem tudja, hogyan jusson át.

Gondolj rá így: mindannyian részei vagyunk az univerzumnak. A molekuláink folyamatosan kommunikálnak egymással. Az ő világa interakcióba lép a tiéddel, és amikor felismered, hogy ez az, ami történik, és amikor elismered, hogy nem vagy elkülönülve tőle vagy az univerzumtól, akkor megérted, hogy épp annak az energiáját érzékeled, amit ő igényel. Többé ne vedd át sajátodként!

Annyira felszabadító volt, amikor ezt végre felfogtam. Számodra is teremt némi szabadságot? Biztos vagyok benne, hogy ez nem lehet ennyire egyszerű... vagy mégis?

Ilyen az a csodálatos érzés, amikor egy gyógyító kezelésed tényleg működik – mind neked, mind a kliensednek. Minden kezelésnek megvan a saját útja és iránya, és ahogy elindulsz rajta, rétegről-rétegre kulcsolod ki és feded fel azt, amit a vendéged valójában igényel. Hihetetlen, amikor ez megtörténik – és a zseniális képességeid teszik lehetővé, hogy megtörténjen.

Légy éber arra, hogy amit a kliensed igényel, az talán nem olyasmi, amiről ténylegesen beszélni tud. Tulajdonképpen valószínűleg nem is tudja, hogy ott van. Ahogy felismered, hogy amit érzékelsz, az róla szól, jelen tudsz maradni, együtt vele, és innen tudsz változást facilitálni.

A veszély ott van, amikor bevesszük az elképzelést, hogy a mi bizonytalanságunk térített el minket az úton, és azt gondoljuk, hogy valamiféleképpen kudarcot vallottunk.

Ismerősen hangzik? Futtasd ezt:

> *Mindenhol, ahol eddig rosszá tetted magad, mert nem hiszed, hogy tényleg elég jó gyógyító vagy, mert lássuk be, szanaszét ítélkezünk magunkon, jobban, mint bárki más tenné vagy tudná, ezt elpusztítod és nemteremtetté teszed, és az összes ítéletet, az összes kitalálmányt, az összes hazugságot, amit bevettél, az összes kivetítést, az összes elvárást, az összes elkülönülést és az összes visszautasítást magadról és a kapacitásaidról, amiket ezzel kapcsolatban tettél, elpusztítod és nemteremtetté teszed?* **Helyes, helytelen, jó, rossz, POD, POC, mind a 9, rövidek, fiúk, POVAD-ok és túlontúl.**

Amikor megállítjuk az energiát

Ha félúton járva egy kezelésnél hirtelen beveszed azt az elképzelést, hogy nem vagy elég, vagy ha kétségbe vonod, hogy képes vagy a változás elindítására, akkor lényegét tekintve megállítod a kezelést. Megállítod az energiát, és megállítod a csodákkal teli változást, aminek folyamatát épp facilitáltad.

Kérlek. Olvasd el újra ezt a bekezdést.

Olyan érzete lehet, mintha falnak ütköztél volna, vagy olyan érzés is lehet hirtelen, mintha mocsárban gázolnál (ez a költői megfogalmazásom arra a bizonyos dologra, ami a pöcegödörben található). A leggyorsabban úgy tudod ezt kezelni, hogy megkérdezed magadtól:

Ez az én beragadásom, vagy az övé?

Aztán: *Nekem is pontosan az az energiám, mint ahol ő van elakadva? Vagy pontosan arról az energiáról van épp ÉBERSÉGEM, ahol ő van elakadva?*

Hirtelen megváltozik valami abból, hogy:

Úristen, elakadtam!

abba, hogy:

Óó – ez az, ahol Ő van elakadva! Szuper.

Most facilitálhatod őt, hogy túljusson azon a helyen – és az energia újra áramlik. (Néhányótok számára ez az egy éberség, ha használjátok, már talán megérte a könyv árát!)

Érzés kontra éberség

Figyeld meg a különbséget a következő két állítás között:

Erőtlennek érzem magam.

és

Éber vagyok az erőtlenség egyfajta érzetére.

Az elsőnél személyesnek látod; magadra veszed az erőtlenséget, és sajátodnak tulajdonítod. Összehúzódottnak és kicsinek *érzed* magad.

Most csak egy pillanatra képzeld el az erőtlenség és a bizonytalanság energiáját. Észrevetted, hogy mennyire kicsi és összezsugorodott lett a világod?

A második állítás: *Éber vagyok az erőtlenség egyfajta érzetére,* sokkal tárgyilagosabb; van egy kis lépésnyi távolság. Éber vagy az erőtlenségre. Egy lépéssel arrébb állsz, ami lehetővé teszi, hogy végezd a munkád.

Innen így egy lépéssel hátrébb állsz, nagyobbá válsz, és rá tudsz nézni, hogy mi jött az éberségedbe, majd megkérdezed: *Mit tehetek és mi lehetek, hogy ezt megváltoztassam számára?*

Nem fogom megmondani, hogyan csináld, de meg tudom osztani veled azt, ahogyan én csinálom, és mint mindig, biztatlak, hogy tégy vele egy próbát.

A gyakorlatban: Létezni az energiát, amit érzékelek

A következő működik nekem. Lényegét tekintve *létezem* azt, amit érzékelek. *Létezek* valamit, ami magában foglalja az egész univerzumát annak, amin a kliensem végigmegy. Szóval ha falnak ütközik – akkor én létezem azt a falat.

Hadd menjek bele ebbe egy kicsit részletesebben azáltal, hogy adok egy kis kontextust.

Egy kezelés közepén vagyok egy klienssel, mozog az energia, univerzumokat és lehetőségeket fedezünk fel, minden egyre teresebb és változik és mozog és kiterjed és arra gondolok, hogy ez milyen király –

– majd képzeld el, ahogy kicsúszik a lábam alól a talaj, ahogy egy tű kidurrant egy lufit, ahogy a semmiből elém magasodik egy téglafal, az orrom gyakorlatilag hozzáér... és az energia egyszerűen... megáll.

Évekkel ezelőtt, még azelőtt, hogy meglett volna az éberségem, hogy minden a kezelt személyről szól, rögtön olyan gondolatok indultak volna a fejemben, hogy: *Úristen, mit csinálok rosszul? Mit létezem rosszul? Mit állítottam itt meg? Mit hagytam ki? Mit nem csináltam?*

Alapvetően személyesre venném azt, amit érzékelek, és hibáztatnám magamat. Igazság szerint ez jó néhányszor megtörtént, még mielőtt oly mértékben megértettem, hogy most meg tudjam veletek osztani. Nagyon örülök, hogy meg tudom osztani – remélhetőleg nektek nem kell majd ennyi idő ahhoz, hogy leessen a húszfilléres.

Nálam ez a pillanat akkor jött el, amikor mindezt elmeséltem Garynek. Elmondtam neki, hogy van ez a bizonyos kliensem, aki jár hozzám, és akinél a kezelések felénél mindig előttem terem ez a fal, és teljesen megakaszt, és nem tudom, hogy mihez kezdjek, és amint fenn van az a fal, nem tudom, hogy merre menjek és hogyan jussak túl rajta.

És Gary azt mondta: „Nos, ez a te falad, vagy az övé?"

Mire én: „B*szki!"

Addig a pillanatig biztosra vettem, hogy az enyém. Abszolút a sajátomnak érződött. Kis cseles, sunyi, ravasz fal! Mindvégig a kliensé volt. Persze, hogy az volt – mert amikor elismertem, tudtam, hogy jelenlétből, ítéletmentességből és megengedésben kezeltem.

Voltak már olyan pillanatok az életedben, amikor legszívesebben üvöltöttél volna és felrobbantottad volna az univerzumot, mert akkora felismerésed volt, és közben annyira egyértelmű, hogy úgy gondoltad, erre magadtól is rá kellett volna jönnöd? De nem tetted – amíg valaki fel nem tette neked a kérdést? Ez valami ilyesmi volt.

Mellesleg, hát nem elképesztő, milyen gyakran van ez így – milyen gyakran kulcsolja ki a kérdés pont azt az éberséget, amire szükséged van? Szerintem nagyon.

Nagyon hálás voltam ezért az új éberségért – *hogy a kezelőágyon fekvő személyhez tartozik* –, és ezzel az éberséggel és elismeréssel újra egy olyan térben voltam, ahol változást facilitálok ennek a kliensnek. A következőképp zajlott.

A rákövetkező kezelésünkön ezzel a fickóval és a fallal a szokásos kérdéssel indítottam, hogy kongruenssé tegyem: „Ha bármit megkaphatnál ettől a kezeléstől, mi lenne az?", és azt mondta: „Csak szeretnék boldog és szabad lenni, és azt akarom érezni, hogy kapcsolódok a dolgokkal."

Az energia kongruens volt a kéréssel, szóval gondoltam, nagyszerű, kezdhetjük is. Aztán a szokásos helyen a kezeléseinknél előjött az a fal. Ez alkalommal, ahelyett, hogy elszaladtam volna, és belementem volna abba, hogy: „Úristen, mi a baj velem?", és lényegében megállítottam volna annak az energiáját, amit ott épp teremtettünk, a fal energiájává váltam.

Hogyan? Leengedtem az összes falamat, és odamentem közvetlenül a falhoz, és energetikailag azt mondtam neki: „Szia!"

A fal elé álltam, és az 5000 kilós gorillává váltam a teremben.

A fal természetesen nem omlott le és oszlott szét azonnal. Nagy fal volt, makacs és szívós. A fal és köztem lezajlott egy kis csiki-csuki, ami valahogy így hangzott:

A Fal: Én egy nagy fal vagyok, és neked el kell innen menned!

Én: Rendben. Szuper. Szuper kis fal vagy. Szia.

A Fal: Nem, nem érted! Én egy nagy, gonosz fal vagyok, és ha egy tapodtat is tovább mész, megöllek.

Én: Szuper. Készen állok. Szia.

A Fal: Nem, szörnyű vagy! Kicsi vagy. Nem kellene itt lenned. Menj vissza.

Én: Szuper. Szia.

A fal minden cselt bevetett, amit csak ismert, hogy távol tartson engem, ami – ahogy hamarosan rájöttem – pontosan az volt, amit ez az illető szokott csinálni: próbálja a saját életén kívül tartani magát, és másokat is távol tartani magától és az életétől.

Én mindennek ellenére ott maradtam, bármit is dobott vissza a fal, főleg „szia" válaszokat adtam, amíg... na most figyelj... a fal egyszerűen... szertefoszlott.

És aztán... tapintható volt, ahogy az energia változott a kliens világában. Nemcsak változott, hanem felrobbant, beindult, begyorsult.

Emlékszel, mi volt a kérése a kezelés elején? „Csak szeretnék boldog és szabad lenni, és azt akarom érezni, hogy kapcsolódok a dolgokkal." Amikor leomlott a fal, ez az illető energetikailag kiugrott a saját kicsi és összeszűkült világából – abból, amiből kérte, hogy szabadítsam ki –, és növekedett az öröme, növekedett a kapcsolódásának érzete, és *szabad* volt. *Aaannyira gyönyörű volt ezt érzékelni!*

Akár tudta kognitívan, akár nem, eredetileg ő építette fel ezt a falat. Ez volt az, ami visszatartotta attól, hogy az a kapcsolódás legyen, amit kért.

Csupán azáltal, hogy jelen voltam a fallal, leengedtem a falaimat és egy sziát mondtam minden sértegetésnél, minden káromkodásnál, mindennél, ami csak ennek a falnak a tarsolyában volt, hogy felém dobja, szertefoszlott, és aztán egy mélységes béke érzet lett jelen ennek a fickónak a világában, és vett egy nagy lélegzetet. Intenzív volt, mégis fantasztikus. Újra rátettem a kezemet a testére, és olyan volt, mintha a kezem beleolvadt volna a világába.

Bármikor, amikor a bizonytalanság, a kétely, a félelem, az összehúzódás ilyesfajta érzetét tapasztalod egy kezelés során, most már meglesznek az eszközeid, hogy túljuss rajtuk. És igen, nem bonyolultabb ennél. Ne feledd, ez a LÉTEZÉSBŐL fakadó átalakulás (ha úgy tetszik: gyógyítás).

Engedd meg, hogy összefoglaljam...

Megengedésből kezelünk, ahol minden csupán egy érdekes nézőpont. Kérdésben vagyunk, ahol a káosz áramlik.

Felbukkan a kliensed legnagyobb bizonytalansága vagy félelme, és tudod, hogy akármennyire is olyan érzés, mint a *te* legnagyobb bizonytalanságod vagy félelmed – nem az.

Ahogy felismered, hogy az övé, továbbra is jelen vagy, még jobban leengeded a saját falaidat, és ott vagy, mellette vagy, és létezed annak az energiáját, amit érzékelsz – vagy gyakorlod azt a modalitást, ami neked működik. Nekem az energia létezése működik.

Lényegét tekintve azt az energiát létezed vele és érte, ami még nem képes lenni magával és magáért.

Használhatod a következő kérdéseket is:

> *Milyen kérdést tehetek fel, hogy segítsek neki ennek megváltoztatásában?*

> *Milyen kérdés lehetek, ami segíteni fog neki ennek megváltoztatásában?*

> *Milyen kérdést tehetek fel, és milyen kérdés lehetek, ami segíteni fog neki ennek megváltoztatásában?*

A te ajándékod az, hogy valami olyan vagy, ami ő még soha nem volt képes lenni önmaga számára, de ti ketten együtt egyedülálló felállásban lehettek az.

Kérlek, ismerd fel, hogy az emberek, akik hozzád fordulnak, azért jönnek, mert van valami, amit te, egyedül te, facilitálni tudsz nekik. Azért a változásért jönnek el hozzád, amit te tudsz ajándékozni. Azért jönnek hozzád, mert van egy egyedi interakció közted és köztük. És van egy egyedi facilitálás, amit te tudsz, amit senki más nem tud a bolygón, beleértve engem is. Azért jönnek hozzád, mert te vagy az, aki hozzájárulás tud lenni nekik.

Hogy lehetne ez még ennél is szebb és fantasztikusabb?

Amikor elakadsz

Akár tegnap óta praktizálsz, akár egy évtizede, eljön az az idő a testsuttogó utazásodon, amikor azt érzed, hogy egyszerűen nem teremted azt a változást, amiről tudod, hogy képes vagy rá. Lehet, hogy a munkádat mindennapos kötelezettségként kezded megélni, vagy azt veszed észre, hogy teljesen elveszik a lelkesedésed, vagy azon kapod magad, hogy feszült vagy a klienseiddel amiatt, amit választanak, vagy amit nem. Akárhogyan is nézzük – egyszerűen eltűnik belőle a tűz.

Higgy nekem, ismerem az érzést, és azért vagyok itt, hogy elmondjam neked: rendben van. *Abszolút* újra lehet éleszteni ezt a lángot. Általában nagyon egyszerűen – amikor a megfelelő kérdéseket teszi fel az ember. Van öt, kérdésekkel tűzdelt témaköröm számodra, és mindegyikükben ott lehet a szikra, hogy újra fellobbanhasson ez a tűz.

Nézzük meg mindegyik nagy kérdést egyenként.

1. Ellenállsz a képességeidnek?

Furán hangozhat a könyv ezen pontján feltennem ezt a kérdést, de bárkinél, aki nem teljesen dolgozik a kapacitásaival gyógyítóként, elkezdenék ránézni arra, hogy munkálkodik-e ott bármiféle ellenállás. Legfőképp ezt kérdezném: *Lehetséges, hogy valamiféle módon ellenállsz a kapacitásaidnak, képességeidenek és tehetségednek?*

A legtöbb testsuttogónak ez már nem az első menet – az előző életeikben és inkarnációikban már voltak testsuttogók, akár éberek voltak arra akkoriban, hogy ezt csinálták, akár nem.

Lehetséges, hogy volt egy olyan élményed az egyik előző életedben, ahol az ösztönös empatikus természeted oda vezetett, hogy annyi fájdalmat és szenvedést vettél magadra, hogy eldöntötted, túl fájdalmas gyógyítónak lenni, túl fájdalmas ennyi erővel rendelkezni, vagy túl fájdalmas ennyi éberséggel rendelkezni?

Lehetséges, hogy eldöntötted: *Ezt nem csinálom soha többet?*

Ha ez az érzés bármennyire is könnyű, akkor először ismerd fel, hogy az akkor volt, ez pedig most van. Sokkal több éberség érhető el számodra most.

Bármit is tettek azért, hogy úgy dönts, nem akarsz gyógyító lenni, nem akarsz empatikus lenni, nem akarsz ennyi erőt, nem akarsz ennyi éberséget, elpusztítod és nemteremtetté teszed? **Helyes, helytelen, jó, rossz, POD, POC, mind a 9, rövidek, fiúk, POVAD-ok és túlontúl.**

Nem számít, min mentél keresztül bármelyik életedben, még ha olyan területeken is jártál-keltél, ahol korábban atombomba robbant, és mások gyógyítása annyit vett ki belőled, hogy tested kínok közt halt meg, és ennek hatására eldöntötted: *Ezt nem csinálom soha többet* – kérlek, ne engedd, hogy ennek okán lezárd a képességedet és a tehetségedet, ami lényként természetednél fogva a tiéd ebben az életben.

Hogyan tudod ezt visszafordítani? Ahelyett, hogy azt gondolod: *Ezt nem akarom csinálni, ezt nem akarom érezni, nem akarok ennyire éber lenni,* mi lenne, ha ehelyett megengednéd magadnak, hogy azt mondd:

Tudod mit? Igen, volt pár élményem a múltban, ami miatt esetleg le akartam ezt állítani, de ebben az életben igenis csinálni fogom, igenis az leszek. Megkövetelem és birtoklom a gyógyítói kapacitásaimat, hogy így tudjam, hogyan használjam őket úgy, hogy a testemnek ne kelljen fájnia. Hogy így ne kelljen azt éreznem, mintha egyedül lennék ebben a világban, és hogy így tényleg azzal tudjak foglalkozni, amiért idejöttem.

Mindent, ami ezt nem engedi, más szóval – mindent, ami nem engedi, hogy megköveteld és birtokold a gyógyítói kapacitásaidat és azok briliáns voltát, mindenhol, ahol eddig eldöntötted, hogy ezt feladod, mintha az majd valahogyan megszabadítana ettől a dologtól, amit teszel, hogy magadra veszed mindenki más fájdalmát és szenvedését, és mindenhol, ahol eldöntötted, hogy ez túl sok, ez túl sok éberség, ez túl sok erő, ezt nem akarom csinálni, elpusztítod és nemteremtetté teszed? **Helyes, helytelen, jó, rossz, POD, POC, mind a 9, rövidek, fiúk, POVAD-ok és túlontúl.**

Pontosan azért kerültél gyógyítói pályára, pontosan azért nyitottad ki ezt a könyvet, pontosan azért jutottál el benne ilyen sokáig – hogy újra kapcsolódj annak pompájával, hogy meg tudsz ajándékozni másokat egy másfajta lehetőséggel az életükben, és annak pompájával, hogy képes vagy megváltoztatni azt, ahol az emberek fájdalmak közt vannak, és segíteni nekik kikerülni onnan.

És... ezen túl, talán... hogy hozzájárulj ahhoz, hogy megteremtsük a lehetőségek világát... és a varázslatét... és a csodákét... és az örömét...

El tudod ezt ismerni? Annyira briliáns vagy, és mekkora fény! Köszönöm, hogy itt vagy. Ezen a gyönyörű bolygón. Itt és most.

2. Kérdésben vagy?

Amikor egy kezelés közben hirtelen elakadsz, és tudod, hogy nem teremted azt a változást, amiről tudod, hogy képes vagy –, vedd elő ezt a kérdést. Mindig. Csak magadban, gyorsan ellenőrizd: *Kérdésből gyógyítok? Vagy egyszerűen válaszokat keresek?* Ne feledd, a válaszok, gyógymódok, következtetések mindegyikének nagyon szilárd energiája van, ahol valószínűtlen a változás.

A kérdések viszont teret, kiterjedtséget és lehetőséget kínálnak. Onnan érzékelni tudod a szilárd területeket a testekben, akiken dolgozol.

Íme néhány kérdés-javaslat azokra a helyzetekre, amikor úgy érzed, elakadtál:

> *Milyen kérdést tehetek fel itt, hogy megkapjam az éberséget, és facilitálni tudjam ezt az illetőt?*

> *Milyen kérdést nem teszek fel, amit ha feltennék, lehetővé tenné számomra, hogy segítségére legyek ennek a személynek?*

> *Mi más lehetséges?*

Mi más lehetséges ezen a valóságon túl, amiről nem hiszem, hogy lehetséges, aminek ha egyszerűen megengedném a lehetőségét, egy más, nagyszerűbb valóságot aktualizálna?

Hogyan lehet ez még ennél is jobb?

Mire vagyok éber, és mire vagyok képes, amit eddig még nem választottam és ismertem el, ami lehetővé tenné ennek, hogy változzon?

Ha bármikor úgy érzed, mintha elátkoztak volna, és valaki elvette volna az összes erődet, és minden tehetséged elszállt volna, és nem emlékszel a kérdésekre, amiket javasoltam, és az egész baromi nagy és félelmetes – az is rendben van. Van négy egyszerű kérdésem számodra, amik kicseszettül királyak. Erősen javallott ezt a négy kérdést az eszköztáradban tudni, használatra készen – akkor, amikor kezelsz valakit, és akkor is, amikor éled a saját életedet, és nem is tudod, hogyan lépj tovább vagy menj végig egy rázósabb helyzeten.

Itt is vannak:

Mi ez valójában?

Mit tehetek vele?

Meg tudom változtatni?

És ha igen, hogyan változtathatom meg?

Ez a négy gyönyörű kérdés annyit tesz, hogy távol tart téged a ROSSZ VAGY feliratú ajtótól. Túlságosan sok olyan gyógyítót ismerek, akik hajlamosak berohanni ezen az ajtón, amikor nem teremtik épp azt a változást, amiről tudják, hogy képesek rá – személyesen vagy a szakmájukban.

Kérlek, amikor ez történik, a kérdésekhez fordulj, ne pedig önmagad rosszaságába menj, így határozottan jobb esélyekkel indulsz, hogy túljuss ezen az elakadáson. És ne feledd… nagyon, nagyon nagy annak a valószínűsége is, hogy amit érzékelsz, a klienstől jön, és pontosan az az, amivel kapcsolatban szüksége van a segítségedre.

Ja, és azt is hozzátenném, hogy a *Mit csinálok rosszul?* nem egy kérdés! Ez egy ítélet, kérdésnek álcázva.

Cseles, mi?! Csak amíg rá nem látsz, utána már nagyon is egyértelmű.

Álljon itt még egyszer ez a négy, gyönyörűen alkalmazható kérdés:

> *Mi ez valójában?*
>
> *Mit tehetek vele?*
>
> *Meg tudom változtatni?*
>
> *És ha igen, hogyan változtathatom meg?*

Vedd észre a teret, amit ezek a kérdések teremtenek, amikor használod őket. Bármilyen „probléma" annyira teres és boldog lesz, hogy szinte hallod, ahogy az angyalok nevetnek és csapkodják a szárnyaikat feléd.

Hát nem lenne csodás, ha a kezelések során lehetne egy igazán könnyű módszered arra, hogy túllépj bármin, négy nagy kis kérdés által?

Ja, várjunk csak – most már van!

3. Elköteleződtél egy bizonyos végkimenet felé?

Ez egy nagyobb falat. Ha azt választod, hogy olyan emberek testén dolgozol, akikkel törődsz, fontosak neked (és ez akár mindenki is lehet, lévén törődő lény vagy), és eldöntöd, hogy minek kell lennie a dolgok végkimenetelének, az könnyen csapdába ejthet anélkül, hogy észrevennéd.

Amikor nagyon szeretnél egy bizonyos végeredményt, akkor rendkívül erős akarat vagy szükség mozgat, hogy a kliens változzon. Bármi is legyen az ok, egy satu szilárd szorításával ragaszkodsz, megfeszült izmokkal és összeszorított fogakkal, és azt akarod, hogy a kliensed válassza azt, amit szerinted választania kellene. Lényegében nyakig ülsz az ítéletekben és nézőpontokban, és ezt kommunikálod: „Változnod kellene, változnod kellene, változnod kellene."

Habár az, amit teszel, abszolút törődésből történik, a kliensed mégis valójában ítéleteket kap tőled. Szilárd, kimozdíthatatlan ítéleteket. Megjelenik nála a bűntudat és a rosszaság érzete, és mennyi esély van a változásra ebből a beszilárdult kiindulási pontból? Szerintem tudod a választ.

Íme egy tisztítás azokra a helyzetekre, ahol nagyon egyféle végeredményre hajtasz. Kérlek, kérlek, kérlek, használd!

*Mindent, amit azért teszek, hogy elköteleződjek egy bizonyos végkimenetel felé, mindent, amihez igazodtam és amivel egyetértettem, mindent, aminek ellenálltam és amire reagáltam, ami miatt nem vagyok megengedésben azzal, hogy ő változik-e vagy sem, elpusztítom és nemteremtetté teszem. **Helyes, helytelen, jó, rossz, POD, POC, mind a 9, rövidek, fiúk, POVAD-ok és túlontúl.***

Mi lenne, ha a kezelések során, amikor valaki olyanon dolgozol, akivel törődsz, kialakítanál egy olyan érzetet, hogy: „Szia, itt vagyok. Változhatsz, vagy sem, a te választásod."

Érzékeled, mennyire más ebben a térben lenni? Mentes az ítéletektől, igazi megengedés. Ez az a tér, ami lehetővé teszi az emberek számára, hogy változzanak, mert – kérlek, ezt jegyezd meg – nagyon sok dolog, amivel az emberek eljönnek hozzád, olyan ügyekhez kapcsolódik, amikért az egész életükben megítélték őket, és valószínűleg már jó ideje saját magukat is megítélik ezekért. Tehát vajon meglepő, hogy annak az energiája, hogy nem „elegek" ahhoz, hogy ezt megváltoztassák, vagy a hiedelmük, hogy ez soha nem fog megváltozni, felüti azt az érdekesen csúnya fejét?

Legyél a megengedés tere, és figyeld meg, mennyivel többet tudsz tenni, lenni és ajándékozni. *És mennyivel jobban fogod élvezni.*

4. Unatkozol?

Ha kezelsz már egy ideje, és jók az eredményeid, de aztán... rájössz, hogy a dolgok kezdik elveszíteni a lendületüket, és már az emberek kezelésének gondolata is azt váltja ki belőled, hogy „eh...", akkor fogadni merek, hogy ennek az az oka, hogy ebből működsz: *Vannak emberek, akiknek fáj a háta. Erre ezt csinálom. Vannak emberek, akik rákosak. Erre ezt csinálom. Vannak emberek, akiknek mozgásszervi problémáik vannak, és erre ezt csinálom.*

Mindez nagyon rendezett. Nagyon A + B = C. Nem nagyon kaotikus, nem nagyon tudatos, és egyáltalán nem kreatív. Nem is szólva arról, hogy egyáltalán nem TE VAGY!

Az állóvíz általában azért alakul ki, mert válaszokból, következtetésekből és rendből működsz, ezért ezekben a helyzetekben mindig egy nagy adag káoszt javaslok. Hogyan? Legyél jobban kérdésben, hogy lásd, mi más lehetséges.

Próbáld ki ezt:

> *Milyen kérdés lehetsz és milyen kérdést tehetsz fel, ami eddig még nem választottál lenni és amit eddig még nem választottál feltenni, amit ha választanál, hogy leszel és felteszel, mindent megkönnyítene a kezeléseidnél?* **Mindazt, ami ezt nem engedi, helyes, helytelen, jó, rossz, POD, POC, mind a 9, rövidek, fiúk, POVAD-ok és túlontúl.**

5. Nehezen veszed rá magad a munkára?

A következő, nagyjából egy oldal vagy nagyon rémisztő vagy nagyon izgalmas lesz számodra, attól függően, hogy milyen nézőpontod van a pénzről, és arról, hogy pénzt fogadsz el gyógyítóként. Szerencsére egy egész fejezetet szenteltem csak ennek, és pont az lesz a következő. Lehet, hogy már bele is pillantottál? Nem lennék meglepve – ez egy NAGY témakör a testsuttogóknál!

Egyelőre most csak annyit szeretnék itt megjegyezni, hogy amikor elkezdesz vonakodni a kezelésektől, amikor már nem akaródzik annyira bemenni a rendelődbe, amikor nem szeretsz már emberekkel dolgozni, amikor már nem bulis ez az egész többé, akkor az az esetek 99%-ában azért van, mert nem kérsz érte elég pénzt.

Ezen magam is átestem, és fogalmam sem volt, hogy a pénzzel kapcsolatos. A következő fejezetben mélyebben is belemegyünk majd ebbe, most álljon itt egy kérdés, amit feltehetsz, ha – vagy amikor – azt érzékeled, hogy a munkád nem bulis már, és nem hozod létre azt a változást, amiről tudod, hogy képes vagy rá:

Mennyit kellene kérnem ezért, hogy újra bulis legyen?

Fogd ennek az energiáját, és ugorj bátran fejest a 12. fejezetbe, barátom.

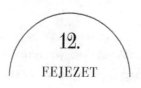

Tudd, mi az értéked gyógyítóként – megérdemled, hogy fizessenek neked?

Ha van olyan kérdés, ami garantáltan rengeteg feszültséget, beragadást és izzadt tenyereket idéz elő a testsuttogóknál világszerte, az a következő:

Rendben van az, hogy ezért fizetnek nekem?

Ismerősen hangzik? És mi a helyzet ezzel: *Rendben van az, hogy ezért jól fizetnek nekem?*

Legyünk őszinték, szerinted neked, gyógyítóként, ér nagyon jól keresned ezzel? Mi a helyzet egy hétszámjegyű fizetéssel? Mi a helyzet a még annál is többel?

Ha ez most összezavar, megijeszt, vagy bármiféle módon ellenállásba vagy reakcióba visz, biztosíthatlak arról, hogy nem vagy egyedül, és nagyon örülök, hogy meg tudom osztani veled ezt a fejezetet – mindezeken magam is keresztülmentem.

Még az elején, amikor megismerkedtem az Access-szel, nagyon sok aggály volt bennem annak kapcsán, hogy az emberek fizetnek nekem a kezelésekért, és ezt csak felerősítette – és még jobban összezavarta – az a nagy csomó probléma, ami nálam a pénzt és a befogadást általánosságban véve körülvette.

Egyébként ahogyan bölcs jóbarátom, Gary sok évvel ezelőtt megmondta: „Dain, neked nem a pénzzel van gondod. A te gondjaid akörül vannak, hogy mit vagy hajlandó befogadni."

Micsoda felismerés ez! És mellesleg csak egy a sok közül, amiket majd megosztok veled ebben a fejezetben. Garynek természetesen igaza volt, nagyon is gondjaim voltak a befogadással úgy általában, nem csak a pénz tekintetében. Ez gyakran előfordul; az ember azt gondolja, hogy a pénzzel van problémája, és valójában az, ami visszatartja, sok szempontból a befogadásban gyökerezik.

Ahhoz, hogy eljussak oda, hogy most már teljes könnyedség – és öröm (huhh!) – van nekem ebben, el kellett engednem a korlátozó hiedelmeimet, és magamévá tenni néhány új éberséget – melyeket mindjárt veled is megosztok – azzal kapcsolatban, hogy pénzt kérek az általam végzett munkáért.

Mellesleg éreztél esetleg olyat, hogy átsuhan rajtad egy halovány kis felismerés, amikor a befogadással kapcsolatos problémáimról beszéltem? Akkor lehet, hogy ez neked is igaz. Futtasd ezt:

Miről döntötted el, hogy befogadás, ami nem az?
Mindent, ami ez, isten tudja hányszorosan, elpusztítod
és nemteremtetté teszed? Helyes, helytelen, jó, rossz,
POD, POC, mind a 9, rövidek, fiúk, POVAD-ok
és túlontúl.

És...

Miről döntötted el, hogy nem befogadás, ami az?
Mindent, ami ez, isten tudja hányszorosan, elpusztítod
és nemteremtetté teszed? Helyes, helytelen, jó, rossz,
POD, POC, mind a 9, rövidek, fiúk, POVAD-ok
és túlontúl.

Remélem, ahogy megosztom veled azt, ami engem megakasztott és korlátozott a pénzzel kapcsolatban, azzal egyben a te éberségedbe is át tudom vinni ezeket, mert te, kedves gyógyító, abszolút megérdemled, hogy megfizessenek, sőt jól megfizessenek téged a változásért, amit facilitálsz.

Lebbentsük fel akkor a fátylat a három leggyakoribb korlátozó hiedelemről a gyógyítóknál, és fedezzünk fel néhány új éberséget a pénzzel kapcsolatban, amik fenomenális változást tudnak elindítani a látásmódunkban. Ha ez megszólít téged, akkor öveket becsatolni, mert egy olyan helyre indulunk, ahol végre meglátod, hogy megérdemled, hogy jól megfizessenek téged azért a munkáért, amit végzel, *és* hogy amit megkeresel, az azt az ajándékot tükrözi, ami te vagy, és a változást, amit teremteni tudsz, *és* képessé tesz téged arra, hogy hozzáférj a tényleges kapacitásaidhoz és potenciálodhoz gyógyítóként.

Kezdjük azokkal a korlátozó hiedelmekkel.

Első korlátozó nézőpont: Ingyen kellene dolgoznod

...és ha mégis pénzt kérsz az emberektől, akkor csak minimális összeget kellene kérned. És soha ne emelj árat. Tulajdonképpen, tudod mit – csak dolgozz ingyen.

Van egy domináns nézőpont, ami nagyon sok embernél jelen van a világ minden táján, és valahogy így hangzik:

Ha valami jót teszel az emberekért, azt ingyen kellene tenned.

Ennek van egy olyan érzete, főleg, ha valamilyen adottságod van, hogy kötelességed azt az adottságot megosztani, bármiféle pénzbeli haszonszerzés nélkül. Végtére is gyógyító vagy, tehát amúgy sem lenne szabad foglalkoznod azokkal az anyagi dolgokkal, nem? És ha mégis így teszel, akkor kapzsi vagy, és kihasználod az embereket, miközben totálisan önzetlennek és spirituálisnak kellene lenned.

Mennyire korlátozó ez a nézőpont! Arról nem is szólva, hogy csordultig van ítélettel, és ezáltal nagyon, nagyon pusztító erővel bír.

Az az igazság, hogy mindannyiunknak fizetnie kell a számlákat, és mindannyiunknak szüksége van ételre, és lehetünk bármennyire tudatosak, önmagában ez nem fog minket fenntartani ebben a valóságban. A fizetség teszi fenntarthatóvá, hogy folytatni tudjuk a munkát gyógyítóként, változtatóként, testsuttogóként.

Kérlek, ne vedd át sajátodként ezt a korlátozó nézőpontot, ne vedd be, és ne hagyd, hogy gyakorló gyógyítóként bármiféle esetleges aggályodat táplálja az áraid megszabása kapcsán. Ne foszd meg a világot az ajándékodtól, attól az egyedi meghívástól, ami te vagy.

Készen állsz ezt elengedni? Megjegyzés: néhányótoknak érdemes lehet ezt jó néhányszor futtatni:

> *Mindenhol, ahol bevetted az elképzelést, hogy ingyen, vagy csak jelképes összegért kellene dolgoznod, elpusztítod és nemteremtetté teszed?* **Helyes, helytelen, jó, rossz, POD, POC, mind a 9, rövidek, fiúk, POVAD-ok és túlontúl.**

És...

> *Mindenhol, ahol bevetted azt az elképzelést, hogy mivel „spirituális" vagy „gyógyítói" munkát végzel, tartozol az embereknek annyival, hogy ingyen csinálod, elpusztítod és nemteremtetté teszed?* **Helyes, helytelen, jó, rossz, POD, POC, mind a 9, rövidek, fiúk, POVAD-ok és túlontúl.**

Második korlátozó nézőpont: Minden baj gyökere a pénz

Mielőtt ebbe belemennénk, egy dolgot tisztázzunk: a „minden baj gyökere a pénz" az egyik leginkább tévesen idézett és félreértett mondat a Bibliából. Az idézet valójában így szól: *minden rossznak gyökere a pénz szerelme*, ami így már teljesen máshogyan hangzik. Gondolj bele: a pénz maga nem eredendően rossz. A tárcádban lévő öt vagy tíz dollár nem bír eredendő rosszasággal (vagy jósággal).

A dolog akkor válik problémássá, ha a pénz szeretete *nagyobb*, *mint* a teremtés szeretete, és amikor a pénzt mindennél nagyobbra értékeled, főleg a hozzájárulásnál és az ajándéknál, ami másoknak lehetsz.

Amikor így nézel rá, akkor már teljesen egyértelmű: élvezheted és értékelheted a pénzt anélkül, hogy az lenne a legértékesebb dolog az életedben. Hajlandó lehetsz rendelkezni vele anélkül, hogy az mozgatná – *vagy tenné tönkre* – az életed.

Harmadik korlátozó nézőpont: Pénzt keresni kemény munka / Nem lehet egyszerre jól érezni magunkat és pénzt is keresni / Amúgy sem érdemlem meg, hogy sok pénzem legyen

(Vagyis alapvetően bármilyen nézőpont a pénzről, amit a szüleidtől vettél át.)

(És bárki mástól az életedben.)

Emlékszel, hogyan szívjuk magunkba a körülöttünk lévők összes hiedelmét, ítéletét és nézőpontját?

Íme egy kérdés:

Lehetséges, hogy valaki más pénzügyi valóságát vetted be eddig sajátodként, miközben nem is a tiéd?

És kinek a valósága lehet ez?

Nem meglepő módon, nagyon sokan valószínűleg a szüleink pénzügyi valóságát vettük át, vagy azokét, akik felneveltek minket. Gondolj bele egy pillanatra, hogy gyerekként milyen hozzáállás és hangulat volt jelen a pénzzel.

A pénzből kevés volt, vagy bőséggel állt rendelkezésre? Ha kevés volt, akkor esélyes, hogy érthető módon sok stressz és aggódás kapcsolódott a pénzhez.

A helyzet az, hogy még azokban a háztartásokban is, ahol a pénz látszólag nem okoz gondot, lehetnek jelen mögöttes szorongások. Gyakran a leggazdagabb embereknek a legnehezebb pénzt kiadni vagy élvezni a vagyonukat, mert a pénzügyi beállítottságuk a hiányra épül, még akkor is, ha a valóságuk nagyon sok pénzt mutat. Ha gondjaid vannak a befogadással, akkor ez nem olyan egyszerű, hogy „te gazdag családban nőttél fel, te pedig szegényben" –, gyakran ennél sokkal mélyebbre megy.

Az a csodálatos ebben, hogy most megvan a választásod elengedni bármilyen olyan pénzügyi valóságot, ami nem hozzád tartozik. Bármilyen pénzügyi hozzáállást is vettél át az életed során, most választhatod azt, hogy megszabadítod magad tőle, és ez sok szempontból felszabadít majd téged, hogy élvezettel fogadd be a pénzt az elképesztő munkáért, amit végzel.

Kinek a pénzügyi valóságát veszed be számodra valósként és igazként, ami nem az? Mindent, ami ez, isten tudja hányszorosan, elpusztítod és nemteremtetté teszed? Helyes, helytelen, jó, rossz, POD, POC, mind a 9, rövidek, fiúk, POVAD-ok és túlontúl.

Ezen kívül arra is ránézhetsz, hogy gyógyítóként átvettél-e azok pénzügyi valóságaiból, akik hozzád hasonló munkát végeznek. Ha az idáig vezető utad összehozott téged más gyógyítókkal, akik vagy ingyen dolgoztak, vagy úgy gondolták, hogy csak nagyon keveset lehet ezért kérni, elképzelhető, hogy átvetted a nézőpontjukat valóságodként?

Futtasd újra a tisztítást:

Kinek a pénzügyi valóságát veszed be számodra valósként és igazként, ami nem az? Mindent, ami ez, isten tudja hányszorosan, elpusztítod és nemteremtetté teszed? Helyes, helytelen, jó, rossz, POD, POC, mind a 9, rövidek, fiúk, POVAD-ok és túlontúl.

Nos, ez csak három a gyakori hiedelmek közül, amelyekkel meg kell küzdeniük a gyógyítóknak, akár újak a szakmában, akár évtizedes tapasztalattal rendelkeznek. Ha el tudod ezeket engedni, vagy legalább annak látni őket, amik: nagyon korlátozónak, valószínűleg nem a sajátjaidnak, és potenciálisan nagyon pusztítónak, akkor a valóságod a pénzzel és a pénzkeresettel gyógyítóként elkezdhet megváltozni, a legvadabb álmaidat is túlszárnyalva.

Készen állsz néhány éberségre?

Első új éberség:
Lehetsz tudatos, és vágyhatsz a pénzre (és lehet is neked)

Igen, ez a két dolog abszolút megfér egymás mellett! Biztos vagyok benne, hogy az a vágyad hozott ebbe a munkakörbe, hogy hozzájárulás legyél az embereknek, ajándékozz nekik, és változást teremts a világban. Ezt figyelembe véve meglepne, ha a pénz lenne a fő ok vagy a hajtóerő, amiért gyógyítasz, vagy amiért fontolóra vetted, hogy a gyógyítói szakma felé veszed az irányt.

Igen, mindjárt jön egy „de"... A helyzet a következő: csak azért, mert nem akarod az első helyre tenni a pénzt, még nem jelenti azt, hogy nem lehet pénzed, vagy nem vágyhatsz arra a pénzre, ami lehetővé teszi, hogy egy kiteljesedett életet teremts magad és azok számára, akik fontosak neked.

Ha ez az érzés könnyű neked, akkor arra invitállak, hogy add meg magadnak az engedélyt, hogy ténylegesen legyen pénzed, és hogy átöleld a pénzkereset elképzelését gyógyítóként, és hogy könnyed legyen neked az, hogy pénzre vágysz.

Ez semmilyen módon nem tesz téged kapzsi vagy rossz emberré. Bár igaz, hogy nagyon sok kapzsiságot láthatunk a világban, és nagyon sok pénzközpontú ember van hatalmon – csak azért, mert ez az, ahogy ők csinálják, ahogy ők rendelkeznek a pénzzel, nem jelenti azt, hogy te így, vagy ebből a térből csinálod.

Még egyszer: eredendően semmi rossz nincs a pénzben. Lehetsz tudatos *és* vágyhatsz a pénzre.

Az összes hazugságot, amit bevettél a pénzzel
rendelkező emberekről, és hogy ők mennyire rosszak, és
mennyire szörnyűek, és hogy te soha nem akartál ilyen
lenni – mindezt elpusztítod és nemteremtetté teszed?
Helyes, helytelen, jó, rossz, POD, POC, mind a 9,
rövidek, fiúk, POVAD-ok és túlontúl.

Egyébként én is bevettem azt a hazugságot, hogy nem lehetek egyszerre tudatos és vagyonos, ezért nem tudtam még a lakbért sem kifizetni, mielőtt elkezdtem használni ezeket az Access Consciousness eszközöket.

Második új éberség:
Kapcsolat van aközött, amennyit kérsz, és amennyi változást teremteni tudsz – és amennyi változást az emberek megengednek

Ez egy nagyon fontos rész. Az első időszakomban az Accessben még mindig kiropraktőrként dolgoztam, és 25 dollárt kértem egy kezelésért. Egyszer beszélgettem Garyvel, és megkérdezte, hogy milyen eredményeim vannak ezért az árért, én pedig elmondtam neki, hogy egyrészről néhányan elképesztő eredményeket érnek el, de az egész együttvéve olyan érzés, mintha messze nem teremtеném azt, amiről tudom, hogy lehetséges.

Gary, az ő képességével arra, hogy eljusson egy ügy velejéhez, azt mondta: „Ez azért van, mert nem kérsz érte eleget."

Be kell valljam, ezzel összezavart; arra számítottam, hogy majd tanácsol nekem valamit egy technikával kapcsolatban, vagy esetleg ajánl egy eszközt, szóval megkérdeztem, hogy hogy érti ezt, mire azt mondta: „Mennyi változást hajlandóak az emberek befogadni, amikor 25 dollárt fizetnek neked?"

Még mindig nem értettem, hova akar ezzel kilyukadni, szóval elmondta egy kicsit egyszerűbben: „Dain, 25 dollár, az nagyjából 2 mozijegy. Azáltal, hogy 25 dollárt fizetnek neked, ez az a mennyiségű változás, amivel a klienseid hajlandóak rendelkezni."

Ó, rendben, most már kezdtem érteni! Ha nagyjából annyit kérek tőlük, mint amennyibe egy mozijegy kerül, akkor az emberek annyi változást fognak megengedni, amennyit egy mozifilmtől kapnának. És mennyi változást ad az embereknek egy mozifilm? Nem sokat, és az nem is lesz hosszan tartó.

Ez volt az első lépés afelé, hogy jobban megértsem önmagam értékelését. Igazából hatalmas változást hozott létre az éberségemben, mert lehetővé tette, hogy meglássam: az, hogy fizetnek nekem, közvetlen kapcsolatban áll a változással, amit az emberek életében teremteni tudok – és én mindenekelőtt azért szerettem volna az emberekkel dolgozni, hogy gyógyulást és változást teremtsek az életükben.

Harmadik új éberség: Annak, hogy pénzed van, az a célja, hogy nagyszerűbbé változtasd az emberek életét

Ezt a perspektívát újfent az agyafúrt és éberséget ébresztő Gary ajánlotta nekem, amikor megkérdezte: „A világot mivel tudod jobban megváltoztatni: pénzzel vagy pénz nélkül?"

Egyértelműnek tűnt: „Pénzzel, természetesen" – feleltem.

„Így van – mondta –, és a pénz célja az, hogy az emberek valóságát nagyszerűbbé változtassa."

Ez egy (újabb!) „hűha"-pillanat volt nekem. Ez volt az első alkalom, hogy valaki egy olyan perspektívát mutatott nekem, ahol a pénz jó, nagyszerű és hihetetlen dolgokat tehet. Rendkívül izgalmas és motiváló volt. Onnantól kezdve elkezdett megváltozni a pénzügyi helyzetem.

Mindent, amit azért tettél, hogy rosszá tedd, hogy pénzt kérsz a szolgáltatásaidért, és mindenhol, ahol ott van az a fura kis gombóc a torkodban, amikor meg kell mondanod az embereknek, hogy mennyit kérsz, és úgy érzed, hogy bizonyára túl sokat kérsz, elpusztítod és nemteremtetté teszed? ***Helyes, helytelen, jó, rossz, POD, POC, mind a 9, rövidek, fiúk, POVAD-ok és túlontúl.***

Nagyon remélem, hogy ezek az új éberségek könnyedséget hoznak neked ezzel az egész pénzes témával, mert tudom, mennyire vissza tud tartani téged abban, amire képes vagy.

Ezután nézzünk rá, mit érdemes figyelembe venned, amikor megállapítod az áraidat.

A gyakorlatban: az áraid megszabása

Két nagyon király kérdésem van, amiket feltehetsz magadnak, hogy rá tudj hangolódni arra, hogy mik is legyenek az áraid. Beleszőttem őket ebbe a két most következő történetbe, ahol megmutatom neked, hogy én személy szerint hogyan használtam ezeket a kérdéseket, hogy végre túljussak a befogadással kapcsolatos problémáimon.

Még az első időkben, amikor elkezdtem az Access-szel foglalkozni, és fejleszteni az energetikai munkát, amivel foglalkozom, Gary eljött hozzám egy kezelésre. Kezdésnek azt javasolta, hogy kérdezzem meg a testét, hogy mit igényel. Ez volt az első olyan alkalom, amikor találkoztam az elképzeléssel, miszerint megkérdezzük a testet, hogy mit szeretne – és ez érdekes, mert most már annyira központi részét képezi annak, ahogyan kezelek!

Igazság szerint akkor fogalmam sem volt, hogy Gary ez alatt mit értett. Némi hezitálás után kipróbáltam: megkérdeztem a testét, hogy mit igényel, beleléptem az energiájába, és elkezdtem változást teremteni Gary testében, ami nem volt hasonlítható semmihez, amit addig bármelyikünk is tapasztalt. Ami azon a kezelésen megjelent, az volt az ESB (Energetic Synthesis of

Being – A létezés energetikai szintézise) modalitás születése, kezdete, amit mostanra már világszerte gyakorlok és oktatok.

Ez a tapasztalat olyan volt, mintha a lehetőségek egy teljesen új világa nyílt volna meg előttem gyógyítóként, így nagyon izgatott voltam, amikor Gary meghívott, hogy a következő haladó Access tanfolyamon adjak ESB kezeléseket. Aztán jött a nagy kérdés: „Szóval Dain, mennyit fogsz kérni?"

Ó, sziasztok, pénz- és befogadás-gondok! Fogalmam sem volt, mit mondjak, ezért úgy döntöttem, hogy egy tapasztalt Access facilitátortól kérek tanácsot. Feltett nekem egy kérdést, ami rendkívül hasznos és erőteljes volt, és amit nagy örömmel osztok meg veled. Azt mondta:

> *Mennyit lenne annyira izgalmas kérned, hogy szinte félsz elkérni, de ha megkapnád, nagyon boldoggá tenne?*

Most komolyan, olvasd ezt el újra, húzd alá, írd le a jegyzetfüzetedbe, mentsd le a telefonodba – mert akkora ajándék ez a kérdés.

Egy pillanatra elgondolkodtam rajta, mielőtt válaszoltam volna neki. És abban a pillanatban, amikor őszintén úgy éreztem, hogy most a határ a csillagos ég, azt mondtam: „60 dollár kezelésenként." Komolyan, ez a pénzösszeg megadta nekem azt az egész ijesztő és izgalmas érzést, amiről ez a facilitátor beszélt.

„Nagyszerű – mondta –, de mennyi változást fognak az emberek befogadni 60 dollárért?"

Ó – gondoltam –, ez az érzés ismerős valahonnan. Ahhoz az éberséghez vitt vissza, amit Gary adott nekem a 25 dolláros mozijegy-szintű változásról. Ezt érdemes megjegyezni: gyakran időbe telik tényleg megérteni és megváltoztatni valamit, főleg, amikor belénk vésődött szokásokról és régi gondolati mintákról van szó.

Én a következőt tettem. Megálltam egy pillanatra, és megfogtam annak az energiáját, amennyi változást az emberek kaptak, amikor 25 dollárt kértem, és egyből tudtam a választ: nagyon keveset.

Ezután fogtam annak az energiáját, hogy mennyit fogadnának be, ha 60 dollárt fizetnének, és rájöttem, hogy sokkal többet, és emellett én is többre lennék képes. Azután elképzeltem, hogy mire lennék képes, ha 80 dollárt adnának, és a 60 dollártól a 80-ra olyan nagy volt az ugrás, hogy az emberek mit fogadnának be, hogy azt választottam. Ha azt gondoltad, hogy izgatottá tett és megijesztett a 60 dollár, szerinted a 80 dollár milyen érzés volt?!

Gary felhívott és megkérdezte, milyen összegre jutottam, és azt mondtam: „Gary, ezt annyira nehéz elkérnem", és tényleg, remegtem, és vibrált minden molekulám. Vettem egy nagy levegőt, és azt mondtam: „80 dollár".

„Rendben" – mondta. Na de ugorjunk előre annak a haladó Access tanfolyamnak a napjára. Gary egy bejelentéssel kezdte a tanfolyamot, amiben bemutatott engem mindenkinek, és elmondta, hogy ugyan csak nemrégiben találkoztunk, de nagyon rövid idő alatt elképesztő dolgokat csináltam vele és a testével. Elmondta a résztvevőknek, hogy egyéni kezeléseket kínálok, és általában 120 dollárt kérek, „de – mondta – csak nektek most 80 dollárért adja".

Biztos vagyok benne, hogy akkorát nyeltem, hogy azt 10 kilométeres körzetben mindenhol hallani lehetett. Az én nevemmel együtt hallani a 120 dollárt... nos, nehéz szavakba önteni! Talán átmegy az energiája. Ha belegondolsz, ez szinte ötször annyi volt, mint amiről azelőtt azt gondoltam, annyit érek. Erre tényleg nincsenek szavak.

Igazság szerint 20 kezelést csináltam azon az első tanfolyamon, és senki sem fizetett nekem 120 dollárnál kevesebbet. Sőt, néhányan *többet* fizettek, hogy tükrözze a változást, amit ettől kaptak. Fordulópont volt ez az életemben és a munkámban gyógyítóként, és hatalmas elismerése annak, amire képes vagyok.

A változás, amit 120 dollárnál teremtettem, nagyszerűbb volt bárminél, mint amihez annak előtte hozzáfértem, és nem csak ez; *a munka annyival könnyebb volt.*

Mégpedig ezért: amikor valaki hajlandó eleget fizetni neked, akkor azzal át is lépte az egyik akadályt, mely belépő a változás felé, amit kér. Annak az akadálynak az átlépésével, és azzal, hogy többet fizet neked, hajlandó többet befogadni.

Hogyan mondd el a meglévő klienseidnek, hogy árat emeltél

Szükség van egy kis – vagy sok – bátorságra ahhoz, hogy az ember árat emeljen. Én a következőt csináltam. Habár épp ezeket az új modalitásokat fedeztem fel, és hogy milyen egyéb módjai vannak a változás elindításának az emberek testével, továbbra is megvolt a kiropraktőri rendelőm. Tudtam, hogy fel kell ajánlanom a jelenlegi betegeimnek, hogy a gyógyítás ezen új teréből dolgozom velük. Az volt a gond, hogy ők még mindig a régi, 25 dolláros árat fizették, én pedig már 120-at kértem. Viszont előtte a saját szememmel láttam, mi lehetséges, és nem volt visszaút.

Elmeséltem a meglévő betegeimnek, hogy felfedeztem ezt az új energiát, mely mérhetetlen gyógyító erővel bír, és a vele való munka nagyon élvezetes. Aztán elmondtam nekik, hogy az új ár 120 dollár kezelésenként, egyéni ülésekkel, és egyórásak lesznek. Azt is hozzátettem, hogy ha szeretnének velem tartani ezen az utazáson, nagyszerű, de ha nem, akkor nagyon szívesen ajánlok nekik egy másik kiropraktőrt a környéken.

A klienseim 90%-a velem maradt.

Ebben az volt a csodás, és számomra annyira csodálatos, hogy azok, akik velem maradtak, megkapták azt a változást, amit a kiropraktőrként töltött éveimben mindig is szerettem volna tudni nyújtani nekik, de amit a 25 dollár egyszerűen nem tett lehetővé.

Olyan változásokat teremtettem egy óra alatt, ami korábban hat hónapba tellett volna. Félúton a kezeléseknél a klienseim rendszeresen rám néztek ezzel a csodálatosan békés tekintettel, ragyogó szemekkel, és azt mondták: „Hű, nem is tudtam, hogy ez lehetséges", én pedig rendszeresen valami olyat mondtam, hogy: „Én sem. Hát nem király?"

Onnan, hogy parányi, korlátozott változást kínáltam, eljutottam oda, hogy mérhetetlen változást teremtettem magam és a

klienseim számára, és igazán megértettem a komfortzónámból
való kilépés értékét pénzügyileg.

Itt az idő, hogy te is kilépj a komfortzónádból?

Megtalálni az optimális pontot

Íme az a két kérdés, amelyeket az áraid megszabásánál tudsz
használni:

1. Mennyit lenne annyira izgalmas kérnem, hogy szinte félek
annyit kérni, de ha megkapnám, az nagyon boldoggá tenne?

2. Mennyi változást tudok nyújtani ezért az összegért?

A cél az, hogy megtaláljuk az optimális pontot: fedezd fel, mit
lenne izgalmas kérned, és aztán nézd meg, mennyi változást
tudsz létrehozni ezért az összegért.

Ugyanakkor kérlek, használd az éberségedet, miközben
elindulsz ezen az új úton az áraid megszabásánál! Nyilván
hihetetlen izgalmas 1000 dollárt kérni, de képes vagy gond
nélkül 1000 dolláros változást létrehozni?

Másrészről nagyon könnyűnek tűnhet 50 dolláros változást
megteremteni, de izgalomba hoz ez az összeg? Ha 50 dollárt
kérsz, lehetséges-e, hogy annak részedről rövid úton sértődöttség
és unalom lesz a vége? Lehet, inkább képes vagy egy 100 vagy
akár 200 dollárhoz közelebbi változás megteremtésére?

Ezt csak te tudhatod, én azt javaslom, játssz ezzel, és legyen
örömteli. Ha ez az egész nem jön könnyen számodra, akkor

olvasd el újra ezt a fejezetet, és futtasd a tisztításokat annyiszor, amennyiszer csak szükséges.

Végezetül szeretnék veled megosztani egy történetet, ami nagyban segített nekem elfogadni azt, hogy a pénz, amit gyógyítóként kerestem, képes volt nagyszerűbbé tenni egy hozzám közel álló személy életét.

Az unokaöcsém valóságának megváltoztatása

Az unokaöcsém egy rendkívül aranyos gyerek. Amolyan zseni gyerek. Egy kis tudós. Nagyon okos. És sok okos emberhez hasonlóan nagyon kíváncsi, és imád kérdezni.

Az óvodában és az első osztályban olyan tanárai voltak, akik értékelték az ajándékot, ami ő, és akik imádták, hogy ennyi kérdése van, de amikor másodikos lett, akkor minden megváltozott számára. A változás abban gyökerezett, hogy az új tanára úgy érezte, semmibe veszi őt azzal, hogy ilyen sokat jelentkezik és kíváncsiskodik. Valójában annyira sértőnek érezte a tényt, hogy kérdéseket tett fel neki, hogy azt hitte, a tekintélyét igyekszik ezzel aláásni.

Akkoriban ebben a bizonyos iskolában, ha egy diák valami olyat tett, amivel idegesítette a tanárt, akkor egy sárga kártyát kapott amolyan első figyelmeztetésként, és ha újra valami „rosszat" tett, akkor piros kártyát kapott, ami azt jelentette, hogy nem mehetett ki szünetre és ebédelni sem.

Nos az unokaöcsém öt nap alatt négyszer kapott piros lapot. Három héttel azután, hogy elkezdte a második osztályt, már görnyedt vállakkal érkezett haza, és úgy nézett ki, mint egy meggyötört öregember, aki utálja a munkáját és utálja az életét. És mindehhez hét éves volt.

Nagyon gyorsan átláttam a helyzetet: ez így elfogadhatatlan. Ismertem az unokaöcsémet, és értettem az ő igazi természetét. Beszéltem a húgommal arról a lehetőségről, hogy a fiút egy másik helyre vigyék át, mert tudtam, hogy ha találni tudnánk egy magániskolát, az tápláló lenne számára, és lehetővé tenné, hogy lássa, nem ő a probléma, hogy a kérdései csodálatosak, és hogy ő egy nagyszerű gyermek és kész.

Abban az időben a testvéremnek nem állt rendelkezésére egy ekkora változtatáshoz szükséges pénzügyi háttér... de nekem igen. Találtunk egy fantasztikus magániskolát két mérföldnyire az otthonuktól, és időpontot kértünk próbanapra. A gyerek már azután az egy nap után sugárzott, amikor hazaért. A vállai újra a helyükre kerültek. Tele volt élettel. Újra az a boldog gyerek volt, akit én ismertem. „Írasd be ide – mondtam a húgomnak –, holnaptól kezdve ebbe az iskolába jár." „Dain, ezt nem engedhetjük meg magunknak. Nagyon szeretném, de ez nem fog menni" – mondta.

Addigra én már döntöttem. „Ez a fiadra és rám tartozik, és én kifizetem. Szeretne ide járni. Te pedig a kishúgom vagy, szeretlek, és ezt kell tennünk, mert ez fog másfajta jövőt teremteni ennek a gyereknek."

A fiú azóta is szárnyal. A röplabda ösztöndíjakat nézegeti, és szeretne gyógyító lenni, és engem a következő tölt el örömmel: ránézek, hogy milyen lett volna a jövője, ha nem lettem volna képes hozzájárulás lenni, és tudom, hogy az teljesen más lett volna.

Pénzt kérni azért, amivel foglalkozol, valójában ajándék magadnak és másoknak

Ez egy érdekes perspektíva, nem?

Ajándék a klienseidnek, mert lehetővé teszi számukra, hogy kinyissák az ajtót és hatalmas változást fogadjanak be, sokkal többet, mint amit akkor kapnának, ha ingyen vagy jelképes összegért dolgoznál rajtuk.

Ajándék neked, mert pénzügyi könnyedségben lehet részed, és lelki nyugalmat ad. És így mennyivel több könnyedséged lehet akkor, amikor a klienseiddel vagy?

És aztán még ezen is túl, ajándék azoknak, **akik fontosak neked.** Mekkora hozzájárulás lehetsz másoknak, ha pénzügyi könnyedséggel rendelkezel? Lehet, hogy van egy unokaöcséd vagy unokahúgod, akinek a valósága és jövője megváltozhat annak eredményeként, hogy rendelkezel a pénzügyi feltételekkel ahhoz, hogy hozzájárulás legyél.

Amikor a pénzre többé nem ekként a rossz, szörnyű, gonosz és borzasztó dologként tekintünk, akkor annyival többet teremthetünk. A klienseinknek, magunknak és azoknak, akik kedvesek számunkra.

Hogyan lehetne ez még ennél is jobb?

A jövő teremtése: az elméletből a gyakorlatba

Ahogy a könyv utolsó lapjai felé haladunk, arra biztatlak, hogy egy pillanatra érzékelj bele, milyen világot szeretnél létrehozni.

Ha a világot pont olyannak tudnád teremteni, amilyennek szeretnéd, akkor milyen lenne? Milyen érzete lenne? Hogyan nézne ki? Lehet, hogy néhányótoknak kell egy perc, amíg ebbe bele tudtok lépni; mások pedig egyből tudni fogják. Csukd be a szemed, ha gondolod.

Fogd ennek a világnak az energiáját. Vedd észre, hogy valószínűleg dominánsan jelen van benne a béke, és nagyon sok könnyedség. Valószínűleg egy olyan hely, ahol mind összejöhetünk, és hozzájárulás lehetünk egymásnak.

Lehet, hogy pénzügyi könnyedség és bőség van benne számodra és mindenki számára, aki hajlandó befogadni. Talán rendelkezik az egységközösség és kapcsolódás és teresség egyfajta érzetével, ahol a gyógyítás könnyű, mert a fix nézőpontok felolvadnak.

Amint megvan az érzete, kérdezd meg magadtól: *Milyen ajándék vagyok, és milyen egyedi ajándékokat kínálok az embereknek, amit még soha nem ismertem el, ami lehetővé teszi, hogy aktualizálódjon ez a világ?*

Vedd ennek is az érzetét. Könnyű ezt megtenned?

Nagyon sokunk hajlamos azt hinni, hogy a velünk kapcsolatos legnagyszerűbb dolgok gyengeségek. Nagyon sok kedves és törődő emberrel dolgozom, olyanokkal, akikkel csak egy percet kell töltened, és az összes rosszaság, ítélet és elkülönülés kiolvad a világodból. És mégis egész életükben érvénytelenítették ezt a természetes ajándékukat.

Te is ezt tetted? Talán alábecsülted vagy mentségeket kerestél a kedvességedre, vagy a humorodra, vagy a szenvedélyedre? Mi lenne, ha az érvénytelenítés helyett elkezdenél élni vele?

Fogd most annak a világnak az érzetét, amit teremteni szeretnél, tedd hozzá a te egyedi ajándékaidat, és íme egy kérdés:

Milyen három kérést és megkövetelést fogalmazhatsz meg magadnak itt és most, ami a jövőd alakulását egy olyan irányba változtatja meg, amilyennek tényleg szeretnéd?

Beszélhetünk és elmélkedhetünk egy nagyszerűbb jövő megteremtéséről, de milyen gyakran ültetjük át az ötleteinket a gyakorlatba? Milyen gyakran követeljük meg magunktól, hogy azt tegyük és az legyünk, bármi is az, ami csak kell ennek a nagyszerűbb jövőnek a megteremtéséhez?

Szeretnél most ezzel foglalkozni? Ha igen, akkor mondhatod ezt:

Bármi leszek, bármit megteszek és bármit megváltoztatok, ami ahhoz kell, hogy létrehozzam azt a jövőt, amiről tudom, hogy lehetséges. És mindvégig kedves leszek magammal. És mindent, ami ezt nem engedi... A többit már tudod.

Kérlek, ne feledd az utolsó részt: kedvesnek lenni magaddal. Amikor ezt hozzáadod mindahhoz, amit eddig az utazásunk során tanultunk, és beleteszed annak az általad vágyott világnak az éberségébe, amibe épp most lépsz bele –, akkor, barátom, megállíthatatlan leszel.

Szívből remélem, hogy most már tényleg elkezded érzékelni magadat akként, aki valójában vagy, és a hozzájárulást, amiért idejöttél, hogy legyél.

Válaszd az örömöt

Választhatod az örömöt az életed útjait járva? Lehet egy testsuttogó örömteli, vagy az nem lenne helyénvaló? Néhányunknak van egy olyan elképzelése, hogy gyógyítóként szenvednünk kell, és ezt is kell tennünk mindaddig, amíg a szenvedés meg nem szűnik a világban. *Akkor* majd választhatjuk az örömöt magunknak is. Logikus, nem? Hát nem, nem az!

Bárhol, ahol eldöntötted, hogy a te dolgod a szenvedés, és hogy akkor végzel nagyon jó munkát, ha szenvedsz – tudd, hogy amikor szenvedsz, nem vagy az a hozzájárulás, ami lehetnél. Mindent, ami ez, isten tudja hányszorosan, elpusztítod és nemteremtetté teszed? **Helyes, helytelen, jó, rossz, POD, POC, mind a 9, rövidek, fiúk, POVAD-ok és túlontúl.**

Az a nézőpontom, hogy a mi dolgunk örömtelinek lenni, amíg mindenki hajlandó nem lesz szintén az örömöt választani. Azáltal, hogy önmagunkként létezünk, inspiráció lehetünk az örömre és a békére és a könnyedségre, ami mindenki számára lehetséges. Bemutatjuk azt, ha úgy tetszik.

Én azt érzékelem, hogy az egyik legnagyobb ajándék, ami a világon lehetsz, az, hogy képes vagy megmutatni másoknak, ami lehetséges. Megmutatni, hogy lehetséges a könnyedség a testünkkel, az ajándékozással, a befogadással. Hogy rendelkezhetünk örömmel, térrel, könnyedséggel és kiteljesedettséggel. Hogy soha nem kell önmagunk rosszaságába mennünk.

Mi van, ha az, hogy ez az inspiráció vagy, az egyik alapvető módja egy jobb világ teremtésének?

Belelépni a Mi királyságába

Hallottál már a Mi királyságáról? Ez egy olyan hely, ami mindenkit magában foglal, és ahol senkit és semmit sem ítélnek meg. Hasonlóan hangzik a tudatossághoz, nem?

Abszolút, mert lényegében a Mi királysága abból a tudatosságból működik, ami megteremti annak éberségét, hogy mindannyian kapcsolatban vagyunk. Rendelkezünk az egységközösség és kapcsolódás egyfajta érzetével mindenkivel és mindennel, beleértve a Földet a lábunk alatt, és mindenkit és mindent, akivel és amivel utunk során találkozunk.

Hogyan lettünk ilyen szerencsések?

A spektrum másik végén van az Én királysága: egy olyan hely, ahol, ahogy már a nevéből is sejted, minden az egyénről szól.

Egy olyan hely, ami ítéletekkel és nézőpontokkal működik, és ennél fogva konfliktusban, elkülönülésben és fájdalomban bővelkedik.

Melyik királyságot választanád, melyikben élnél most szívesebben?

Úgy hiszem, itt az idő végre arra, hogy megjelenjen a Mi királysága. Az egység tere, ahol mindannyian az az ajándék lehetünk, amik egymásnak vagyunk.

Csatlakozol hozzám?

Hadd mondjak még annyit, hogy... Köszönöm!

Köszönöm NEKED, hogy belevágtál ebbe a nagyon más utazásba. Köszönöm, hogy az vagy, aki és ami vagy a világban itt és most.

—

Tudd, hogy karnyújtásnyira van tőlünk a lehetőségek egy kedvesebb, gyengédebb világa.

—

Mi van, ha te, igazán önmagadként létezve vagy az az ajándék, változás és lehetőség, amire ennek a világnak szüksége van? Mérhetetlen megtiszteltetés számomra együtt lenni veled ezen az utazáson. Alig várom, mit fogunk együtt teremteni a jövőként.

Mert...

—

Tudod, hogy a magamfajták közé tartozol, ugye?

—

Azok közé, akik egy nagyszerűbb lehetőséget
teremtenek másoknak, és ehhez a saját lényüket és az
energiájukat használják. Azok közé, akik elindulnak,
és energetikailag megváltoztatják a világot azáltal,
hogy valami másként léteznek, azáltal, hogy egy
másfajta lehetőséget invitálnak létezésbe. Ennyire
zseniális vagy, ennyire újító, ennyire ajándék.

—

Kérlek, válaszd az örömöt. Légy megindult, légy
felkavart, légy inspirált. Légy kíváncsi, légy nyitott,
légy meglepett.

—

Tedd fel a kezed, ha testsuttogó vagy!

Egy kis kiegészítés

Bővebben a tisztító mondatról

Ha szeretnél többet megtudni az Access Consciousness tisztító mondatát alkotó szavakról és kifejezésekről, a következő oldalakon bővebben is olvashatsz róluk, vagy látogass el az Access weboldalára, ahol egy videóban részletesebben elmagyarázom: *theclearingstatement.com.*

Ez a tisztító mondat:

Helyes, helytelen, jó, rossz, POD, POC, mind a 9, rövidek, fiúk, POVAD-ok és túlontúl.

Nézzünk most rá ezekre a potens kis szavakra és kifejezésekre.

Kezdjük azzal, hogy: Helyes, helytelen, jó, rossz

A helyes, helytelen, jó, rossz az ítéleteket jelenti arról az adott dologról, amit éppen elengedsz.

Az a furcsa helyzet van ezzel, hogy amikor valamit rossznak ítélünk meg, az igazából kevésbé korlátozó, mint amikor valamit jónak ítélünk meg. Amikor valamit rossznak ítélünk meg, akkor legalább hajlandóak vagyunk azt megváltoztatni. Amikor valamit jónak ítélünk meg, azt nem engedjük változni, mert valamit végre jól csináltunk!

Tehát a tisztító mondat kitörli azokat az ítéleteket, hogy valami jó vagy rossz, helyes vagy helytelen, és kinyitja az energetikai teret a változásra.

Most pedig a POD és POC

A tisztító mondat visszavisz a teremtés pontjához (angolul: Point of Creation; röviden: POC – a ford.), vagy a pusztítás pontjához (angolul: Point of Destruction; röviden: POD – a ford.), és lebontja azokat a teremtés pontja által okozott korlátozásokat, ahol azok elkezdődtek.

Képzeld el, hogy járod az élet útját, de az út közepén ott van ez a nagy, öreg fa, a korlátozás fája, amit eddig még nem tudtál kikerülni. Jobbra egy hatalmas hegy magasodik, melyet képtelenség megmászni, balra pedig egy sziklafal szalad a végtelen mélységbe.

Mit teszel?

Nos, feldarabolhatod a fát, ügyelve arra, hogy az összes részét és a csonkot és a gyökereket is kiszedd... és mégis, ahogy ismeretes, a fa újra kinő.

Ehelyett mi lenne, ha követhetnél egy levelet, végig az ágon, lefelé a törzsön, és visszamehetnél abba az időbe, ahol a korlátozás magja elindult, és invitálhatnád a magot arra, hogy felolvadjon, eltűnjön, puff, azáltal, hogy visszamész a teremtés pontjához, akárhol is jött az létre.

Mi történne akkor a korlátozás fájával? Azonnal eltűnne. Ezt teszi a tisztító mondat. Olyan, mintha kihúznád a kártyavár legalsó lapját. Az egész összeomlik!

Mind a 9

A „mind a 9" a tisztító mondat 9 rétegére utal. Nagy szerepet játszottam ennek a 9 rétegnek a kifejlesztésében, és már nem is emlékszem az összesre. Szóval neked sem kell. Alapvetően valami ilyesmi: Arra törekszünk, hogy a legnagyobb kupac trutyit és korlátozást takarítsuk el az utunkból minden alkalommal, amikor ezt a tisztító mondatot használjuk, és ahhoz, hogy ezt megtegyük, minden egyes rétegen végigmegyünk, aminek létezéséről jelenleg tudunk.

Ha elég kakit takarítunk el az útból az életed útján, akkor meg fogjuk találni a kincset, amit úgy hívunk: Te, és aki ott van valahol!

És a rövidek

A „rövidek" arra utal, ami ezzel kapcsolatban jelentőségteli, és ami ezzel kapcsolatban jelentéktelen, az ezért járó büntetéssel és jutalommal együtt.

Az mindenkinek megvan, hogy be tud minket ragasztani, ha valamit jelentőségtelivé teszünk, ugye? Habár még rosszabb, amikor jelentéktelenné teszel valamit, ami NEM az. Bármikor, amikor valamit jelentéktelenné teszel, ami nem az, az visszatérhet hozzád, és a fejedre hullik, mint az űrszemét.

Egy gyors példa: A legjobb barátom, Gary, az Access Consciousness alapítója egy „véges" ember. Mindig a végéről csavarja fel a fogkrémes tubust. Mindkét felesége „nyomd a közepén" típusú ember volt. Bármikor, amikor Gary bement a fürdőszobába, és azt látta, hogy a közepén nyomják a fogkrémes tubust, kiborult, és feszült lett. Aztán eszébe jutott: „Nem szabadna emiatt kiborulnom! Ez jelentéktelen."

Nagyjából hat hónapon keresztül az univerzumba dobálta ki a kiborultságát, mint űrszemetet, mert ennek „jelentéktelennek" kellene lennie. Amíg végül egy napon, amikor már eleve nagyon ki volt borulva valami más miatt, elüvöltötte magát: „A fenébe is! Nem tudnád úgy nyomni azt a tubust, ahogyan azt kell?!"

Ez történik, amikor az ember jelentéktelenné tesz valamit, ami nem az: kimegy az univerzumba, mint űrszemét, és aztán akkor hullik a fejedre, amikor a legkevésbé számítasz rá.

*Szóval mindent, amit eldöntöttél, hogy jelentéktelen, ami valójában nem volt jelentéktelen számodra, igenis volt jelentése vagy jelentősége, elpusztítod és nemteremtetté teszed? **Helyes, helytelen, jó, rossz, POD, POC, mind a 9, rövidek, fiúk, POVAD-ok és túlontúl.***

Aztán a fiúk

A „fiúk" olyan dolgok, amiket középpontos gömböknek nevezünk. Hányszor mondták már neked azt, hogy le kell hámoznod a hagyma héjának rétegeit ahhoz, hogy eljuss a probléma középpontjához, és te csak hámoztad, hámoztad és hámoztad, és csak a könnyek jutottak neked?

Elmentél workshopokra és tanfolyamokra és meditációs ülésekre... megcsináltál mindenféle ilyen dolgot, és úgy érezted: „IGEN, SZABAD VAGYOK", mert végre lehántottál egy réteget arról a hagymáról. És aztán pár nap múlva úgy érezted, mintha visszanőne, és olyan volt, mintha sehova se jutottál volna.

Ez azért van, mert ez nem egy hagyma, hanem egy energetikai szerkezet, amit középpontos gömbnek nevezünk; az a dolog, amihez próbálsz eljutni, és még egy azon kívül, és még egy azon kívül, és még egy azon kívül a végtelenségig.

Tehát hány hagymát hámoztál már a különböző életeidben, amiket még mindig csak próbálsz pucolni és pucolni, és mindössze könnyeket kapsz cserébe? Gondolj az összes középpontos gömbre, ami a könnyeket teremti, amikről azt gondoltad, hogy hagymák. Elpusztítanád és nemteremtetté tennéd most ezeket? **Helyes, helytelen, jó, rossz, POD, POC, mind a 9, rövidek, fiúk, POVAD-ok és túlontúl.**

Most a POVAD-ok

A „POVAD-ok" azok a nézőpontok, amiket elkerülsz és védelmezel, ami ezt a létezésben tartja.

És az utolsó rész: a túlontúl

Mi az a „túlontúl"? Nos, volt már veled olyan, hogy valami felbukkant, és olyan volt, hogy „Ááááá!"? Az egy túlontúl volt: valami, ami megakasztja a lendületedet, és kivesz téged a jelen pillanatból. Lehet egy olyan pillanat, amikor kirúgtak, vagy amikor megtudtad, hogy egy szeretted meghalt, akár az, amikor rajtakaptad a párodat valaki mással, vagy amikor rádöbbentél, hogy többel tartozol a banknak, mint amit valaha keresni fogsz. A túlontúlok azok a dolgok, amiket megtapasztalva túlmennek minden gondolaton, minden érzésen és minden érzelmen.

Az összes túlontúlt – elpusztítod és nemteremtetté teszed? Helyes, helytelen, jó, rossz, POD, POC, mind a 9, rövidek, fiúk, POVAD-ok és túlontúl.

Hogy van a fejed? Teljesen rendben van, ha beleszédültél ezekbe a szavakba, megértem. De ha hajlandó vagy beengedni őket az életedbe, el tudod kezdeni azt az életet teremteni, amit választani szeretnél – és ez az, amikor te, barátom, szárnyalni kezdesz.

Lenne kedved kipróbálni – csak kipróbálni, és megnézni, mire képes?

Semmi vesztenivalód nincs, kivéve a korlátozásaidat. Mennyire felszabadító, izgalmas és hihetetlen már ez? Mennyire felfoghatatlan, megállíthatatlan és felszabadult lennél akkor?

Eljött a te időd a szárnyalásra?

A szerzőről

Dr. Dain Heer nemzetközi író, változásteremtő és az Access Consciousness társteremtője, amely az egyik legnagyobb személyiségfejlesztési modalitás a világon. Több mint húsz éve utazik a világban, tanfolyamokat és workshopokat facilitál, megosztva örömteli életfelfogását és provokatív nézőpontjait a tudatosságról és a teremtésről.

Bár eredetileg kiropraktőrnek tanult, egy egészen másfajta hozzáállást fejlesztett ki a gyógyításban – megerősíti és inspirálja az embereket, hogy felismerjék és belépjenek a saját képességeikbe és tudásukba. Heer ugyancsak úttörő a finomenergia, és annak a változásra, az egészségre és a jóllétre gyakorolt hatásainak megértésében, illetve kifejlesztett egy saját kezelést, mely A létezés energetikai szintézise (ESB) nevet viseli.

Los Angeles gettóiban nevelkedve fiatal korától folyamatos mentális, fizikai, érzelmi, szexuális és pénzügyi bántalmazásnak volt kitéve. Ennek ellenére sohasem választotta az áldozati szerepet. Ehelyett felfedezte a személyes átalakulás, a megengedés, a bátorság és a rugalmasság erejét. Megtanulta az élet kihívásait az erő ajándékává alakítani.

Mindenekfelett ráébredt, hogy a benne rejlő törődés mások felé soha nem halványult. Idővel felismerte, hogy képes megerősíteni az embereket önmaguk meggyógyításában azon választása által, hogy a gyógyulást egy új és erőteljes módon közelíti meg.

Egyedi eszközöket és lépésenkénti energetikai folyamatokat használ, hogy kiemelje az embereket a következtetéseikből és az ítéleteikből, amelyek a nincs-választás körforgásába ragadva tartják őket – hogy aztán elvezesse őket azokhoz a lenyűgöző pillanatokhoz, amelyeknek megvan az erejük ahhoz, hogy bármit megváltoztassanak.

Dr. Dain Heerről a *drdainheer.com* oldalon tudhatsz meg többet.

Az Access Consciousness online

AccessConsciousness.com

DrDainHeer.com

GaryMDouglas.com

BeingYouChangingTheWorld.com

ReturnOfTheGentleman.com

TourOfConsciousness.com

YouTube.com/drdainheer

Facebook.com/drdainheer

Facebook.com/accessconsciousness

YouTube.com/accessconsciousness

További könyvek Dain Heertől

Dr. Dain Heer számos könyv szerzője és társszerzője, melyek nagy része már több nyelven is elérhető.

A legeslegnagyszerűbb kaland
A megzavaráson túl
Az úriember visszatérése
Létezz önmagadként, és megváltozik a világ
Nem a pénz a probléma, hanem te
Tíz kulcs a teljes szabadsághoz
Üzenet a bébi unikornishoz
Üzenet a bébi sárkányhoz

A Drop in the Ocean
Embodiment
Magic. You Are It. Be It.
Right Riches for You
Sex Is Not A Four-Letter Word, But Relationship Oftentimes Is
Talk to the Animals
The Baby Stardust Manifesto
The Home of Infinite Possibilities
Would You Teach a Fish to Climb a Tree?

Ezek mellett még számos könyvet találsz az Access Consciousness online shopban, melyek lehetővé teszik számodra, hogy mélyebbre merülj a különböző lehetőségekben, olyan területeken, mint a pénz, (pár)kapcsolatok, gyerekek, függőségek, testek, gyász, vezetői képességek és még sok minden más.

Lapozz egy másfajta lehetőségért: accessconsciousness.com/shop